U0218543

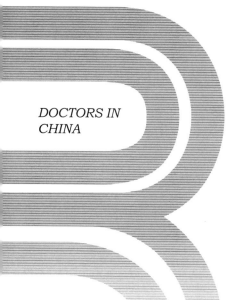

DOCTORS IN CHINA

 清华社会调查

中国 医师

Group Profile and
Working Status

群体特征与工作状况

闫泽华 吴英发 王天夫 等 — 著

社会科学文献出版社
SOCIAL SCIENCES ACADEMIC PRESS (CHINA)

感谢：

中国医师协会人文医学专业委员会
清华大学社会科学学院当代中国研究中心
清华大学社会科学学院中国社会调查与研究中心
北京工业大学北京市社会建设研究基地
中国社会科学院社会发展与战略研究院
厦门大学马克思主义学院
华中师范大学社会学院
浙江警察学院治安系

出版者的话

　　调查研究是谋事之基、成事之道。没有调查，就没有发言权，更没有决策权。研究、思考、确定全面深化改革的思路和重大举措，刻舟求剑不行，闭门造车不行，异想天开更不行，必须进行全面深入的调查研究。①

　　改革开放四十多年来，我们对于中国历史和现状的研究都取得了重大进步，获得了丰硕成果，对于民众、决策层、学者从多个角度了解国情、制定政策、发展学术发挥了实实在在的作用。但必须看到，当代中国发生的巨变是结构性、整体性、全方位、多层面、多纵深的，再加上国际形势和全球化趋势的深刻影响，数字化和新技术的迅猛发展，中国的经济发展、社会结构、产业运行、组织机制、日常生活、群体身份、文化认同等方面都正在发生巨大变迁，这增加了认知的难度。

　　在这一背景下，重拾调查研究，对于我们深刻准确地了解国情无疑是一条重要的渠道。在诸种调查研究中，基于学术和学科的专题调查研究具有特别重要的意义。它能够提供对某个问题较为透彻、深入的理解，是把握国情的重要保障。有鉴于此，从2018年起，我们开始推出"中国社会调查报告"系列。

　　"中国社会调查报告"是面向整个社会科学界征稿的开放性系列图书，分主题定期或不定期连续出版。每部报告的出版都需经过严格的专家评审、

---

① 中共中央文献研究室编《习近平关于全面建成小康社会论述摘编》，北京：中央文献出版社，2016，第191页。

专业的编辑审稿，并辅以定制式的学术传播，其目标是促进调查报告的社会影响、学术影响和市场影响的最大化。

报告的生产应立基专业学术，强调学理性，源于专业群体的专门调研，是学界同人合作研创成果。

报告应拥有明确的问题意识、科学严谨的方法、专业深度的分析、完善的内容体系，遵循严格的学术规范。

每部报告均面向边界清晰的调研对象，全面深入展现该对象的整体特征和局部特征。

报告的写作应基于来源统一的数据，数据的收集、分析、呈现遵循相应规范。数据既可以是定量的，也可以是定性的，可以通过问卷、参与观察、访谈等方式获得。

报告应提供相应结论，结论既可以呈现事实，也可以提供理解框架，还可以提供相应建议。

报告应按照章节式体例编排。内容应包括三部分，一是交代调查问题、调查对象和调查背景，二是交代调查方法、调查过程、数据获得方式、调查资助来源，三是分主题呈现调查结果。

报告应具有充分的证据性和清晰性，提供充足的证据证明结果和结论的正确性，报告的写作应清晰、一目了然，前后具有明确一致的逻辑。

报告应提供一个内容摘要，便于读者在不阅读整个报告的情况下掌握其主要内容。

"中国社会调查报告"将按照每部报告的篇幅分为两个系列，一为小报告系列，二为常规报告系列。前者为 10 万字以下的报告，后者为 10 万字以上甚至三五十万字的报告。

希望"中国社会调查报告"能为理解变动的世界提供另一扇窗口，打开另一个视界。借着这些调研成果，我们可以建设更美好的社会。

社会科学文献出版社群学分社

"清华社会调查"序

社会变迁与社会调查

王天夫

社会调查可以被定义为，针对选定的社会议题，运用现代社会科学的研究方法与技术，收集相应的社会过程与社会事件的数据与资料，以备随后更进一步的整理分析，为社会理论的建构与社会政策的制定提供经验材料支撑的学术活动。

社会调查之于中国社会学，从来都不是简简单单的研究方法与研究过程。从一开始，社会调查就是一种社会思想，是近代中国风起云涌的社会思潮的重要组成部分，是一种根本性与基础性的理解社会的哲学视角与价值观念。社会调查由此出发，成为研究中国社会的最重要的切入点，也成为中国社会学学科发展壮大的知识积累的重要内容。

今天的中国仍然处于快速的社会变迁进程之中，同时又处于百年未有之国际社会大变局之中。随着数字社会的来临，人们的职业工作与日常生活发生着巨大的变化。怎样去准确了解社会实情，怎样去理解社会变迁的进程，以及怎样去探索社会变迁的趋势等，都是具体而迫切的任务。社会调查提供了回答这些问题的观念基础、方法过程与技术工具。毫无疑问，在这样的历史关口，社会调查仍然应当是理解社会的重要途径。

一 近代社会思想转变与社会调查

在十九世纪末与二十世纪初的"国族救亡"运动中，中国知识分子认识到，真正的改革图强需要的是整个社会的变革，是每一个人思想观念的改造，是群体道德与文化的改造，需要"鼓民力，开民智，新民德".[①] 而国民教育与社会改造的基础，就在于通过社会调查了解社会实情，厘清社会问题。同一时期，一些外来的接受过社会科学高等教育的社会改良者，为达社会服务之目的，需要了解平民的日常生活与精神状态。

传统中国社会的肌理，沉浸在由相对静止的时间与浓缩孤立的空间所构建的乡土社会之中；在密集充盈的社会交往之中，产生了稠密复杂的社会关系与差序格局的伦理规范。[②] 人们的社会行为与社会运行的过程，都是在这些社会关系与伦理规范的限制和指导之下完成。在这些社会关系与伦理规范之外的，则往往被定义为失范与礼崩，需要规训与纠正。因此，传统社会的运行并不需要精确了解社会实情，社会治理的过程更多是对经典文本的精细解读与贯通教化（例如，《三字经》《论语》以及诗书礼乐等文化典籍的批注与传授）；再辅以各种遵从或是违反伦理规范的个案列举（例如，"忠臣孝子"以及与之相对的"叛臣逆子"的人物评传），用来指导与警醒人们的实际社会行为。

所以，传统中国社会治理的过程缺乏社会实情等基础信息。近代中国社会调查旨在记录描述平民百姓的生活过程，是一种认识社会、理解社会的基本思想观念的转变，从精英文化转向平民视角，从宏大叙述转向日常生活。这样的思想转变开启了中国社会治理与社会建设的现代理性之路，也底定了社会调查在社会研究中的基础性地位。

二　社会变迁中的社会调查

早期的社会调查，大都是收集数字化测量社会事实的资料，旨在发现特定社会议题在更大范围的具体状况。这些社会调查使用了一些新近的数据收集方法与工具，也运用了统计汇总分析的过程与技术。步济时（John

---

① 严复：《原强》（修订稿），载于《严复集》第一册《诗文卷》（上），北京：中华书局，［1895］1986，第15~32页。

② 费孝通：《乡土中国》，北京：生活·读书·新知三联书店，1985。

S. Burgess）在 1914 年，组织北平的青年学生，开展了近代中国第一个系统的社会调查——北平人力车夫调查，旨在了解车夫的日常疾苦，提供社会帮助，改善车夫的生活状况。[①] 陶孟和在后期加入其中，承担了数据分析与调查报告的撰写等工作。[②]

社区研究是稍晚于此开始的另一派社会调查的传统。研究者将研究收拢在一个有限区域内的社区，但是花费更多的时间与精力，聚焦更具体更细致的社会关系与社会过程，挖掘更详细更全面的全社区范围的资料，旨在揭示社区内人们行为的起源与动机，解释发生在社区内的社会过程与社会事件。从吴文藻在燕京大学极力倡导开始，社区研究在抗战前取得了一系列非凡成就；在战时的昆明，"魁阁工作站"又承继了社区研究的传统，同样得到了一系列举世瞩目的成果。

学科重建中的中国社会学，直接面对社会转型翻天覆地的变化，记录与解释社会变迁的进程成为最重要的任务与内容。学科重建以来的第一次大规模收集数据的社会调查，是 1979 年开启的"北京与四川两地青年生育意愿调查"，记录了社会转型带来的人们社会生活与社会心态的变化。[③] 作为学科重建的领导者，费孝通从一开始就大力推动大规模收集数据的社会调查。他特意吩咐身为自动化与计算机专家的弟弟费奇，参与社会调查的计算机统计分析工作。[④]

传承社区研究的实地社会调查持续其重要角色。费先生持续关注农村基层的社会经济变迁，将研究的重心转到了"小城镇研究"，探讨在地工业化的发展前景。这一研究思路与研究方法契合当时的战略步骤，带动了不同地

① 阎明：《中国社会学史：一门学科与一个时代》，北京：清华大学出版社，2010，第 14~15 页。
② 陶孟和：《北平人力车夫之生活情形》，载于《北平生活费之分析》，北京：商务印书馆，[1925] 2011，第 119~132 页。
③ 张子毅等：《中国青年的生育意愿：北京、四川两地城乡调查报告》，天津：天津人民出版社，1982。
④ 沈崇麟：《五城市调查最终调查数据产生始末》，载于《社会研究方法评论》第 2 卷，重庆：重庆大学出版社，2022，第 1~21 页。

点的实地社会调查，将"社区变迁"拓展成"区域经济发展"模式研究。①

到现在，社会调查已经成为中国社会学科建设的重要内容：众多学术机构设立了专门的常设社会调查机构，定期实施综合性与专题性的社会调查；社会调查人才也随着时间的推移更新换代；也学习积累了社会调查的方法技术与设施工具。而众多国内社会调查机构定期开展大型调查，"中国社会状况综合调查""中国综合社会调查"等已经成为引领性社会调查项目，为社会科学的研究提供了基础性支持。

作为近代社会思潮的重要内容，社会调查的确立与接受，成为了推动中国社会学学科发展的重要动力源泉。这不仅仅表现在社会调查转变了理解社会的哲学思想原则，并进而催生了社会学学科的起源；还在于社会调查形成的研究成果，带来了巨大的社会舆论与政策咨询的影响力；同时也在于社会调查的实施引进了社会科学研究方法与技术，培训了社会学学科人才，获得了学科的话语权与学术地位。首先，社会调查呈现了详细明确的社会实情的数据与资料，也成就了众多经典的社会调查范例。其次，社会调查为社会学学科的发展争取了学术话语，拓展了学科生态的发展环境。再次，社会调查创立了另一条知识生产的范式，将社会形态作为实然事实加以分析研究。接下来，社会调查的实施与推广，介绍引入了现代社会科学研究的现代方法与技术。最后，社会调查是学科本土化的重要支撑点，是产生扎根中国本土的社会学概念与理论框架的必经之路。

三　数字社会中的社会调查

进入 21 世纪，数字技术正在改变社会连接方式、社会生产与生活的组织方式，从而跟本地改变社会样态。② 如果说农业社会向工业社会转型的过程，孕育了社会学并推动了其发展；那么如今数字社会的到来，同样也将带

---

① 费孝通：《农村、小城镇、区域发展——我的社区研究历程的再回顾》，《北京大学学报》（哲学社会科学版）1995 年第 2 期。

② 王天夫：《数字时代的社会变迁与社会研究》，《中国社会科学》2021 年第 12 期，第 73~88 页。

来社会思潮的涌现与社会理论的繁荣。与两百年前的先贤们所面对的社会巨变极为类似，只是当前我们面对着更为精深的技术、更为快速的步调、更为彻底的与过去的决裂，以及更难把握的未来。

毫无疑问，社会调查能够描述记录这些社会巨变，积累准备数据资料素材，发现定义社会问题，寻求社会变迁的解释框架。更为具体的，在数字社会逐渐成形的过程中，社会调查至少可以从以下这些方面，着手来记录数字时代新的社会变迁趋势。

- 在社会互动与社会交往中，数字技术的应用带来的方式与流程的改变
- 日常生活中，人们对于数字技术的使用，并由此带来的社会分化过程
- 生产过程中，特定的生产过程的改变
- 数据的生产过程与使用，以及产权与收益的社会性后果
- 劳动过程中，新的职业群体的产生与群体特征与属性
- 社会生活中，新的社会群体产生的过程与群体凝聚力的维系机制
- 数字技术推进过程中，被忽略与受到损害的社会群体特征与属性，以及潜在的社会后果与应对的社会政策
- 沿着数字技术逻辑产生的新旧群体之间的差异，以及潜在的社会后果与社会分化过程
- 在城乡社区生活中，数字技术带来的城乡生活方式与社区公共事务的改变
- 数字技术逻辑带来的社会秩序与伦理规范的震荡与重新整合
- 在虚拟社会中，数字社会群体的形成过程、特征属性与认同机制
- 虚实社会之间群体身份的对应嫁接与交叉错位
- 数字社会群体的内外冲突与空间争夺
- 虚拟社会中，社会秩序的成形与演化进程
- 对于以上社会事实的概念提炼与理论概括的尝试性工作
- 其他时代变迁之下相关与拓展的社会现象的描述与挖掘等

所有的这些调查结果，都可以与以往的社会调查结果相比较，以此来凸显数字时代社会变迁的独特过程与特征。

　　随着数字社会中人与人之间的沟通交流方式的变化，社会调查的方法也发生巨大的变化。① 数据（包括数字化的文本文字资料）是数字社会中最重要的资源，也是数字社会研究中的最重要素材。数据可以从社会经济过程中自动产生，也可以做有针对性的同步收集。② 传统的社会调查方法，通过数字化的改造，也正在被更为广泛地使用。③ 线上调查（online survey）将传统的统计调查搬到网络上，网络民族志（cyberethnography）将观察对象拓展到线上社区，挣脱了传统民族志在当地地理范围的局限。

　　当然，现在应用于数字时代的社会调查方法与技术，还处于探索与不断改进的过程中。调查样本的代表性、调查内容的取舍选择、调查资料的效度与信度、调查过程的质量控制、调查的伦理规范及其他各个方面，在现阶段都存在着一些难以绕开与解决的问题。因此，在实际的调查中，为了弥补这样的不足，研究者们更多地采用多种研究方法融合使用的方式。令人感到乐观的是，社会调查方法改变的进程朝着更为完善成熟的目标飞速迈进。

四　从社会调查到社会理论

　　社会调查在准确记录与展示社会变迁历程的同时，应当成为建构理论的起点。所有的社会调查都不应当仅仅是调查结果的呈现，更不应当是大篇幅数据表格的罗列。沈原老师经常用浅白的语言概括，社会学的研究就是要"讲个故事，说个道理"。在我看来，"讲个故事"是指，运用社会过程本身的发展逻辑脉络，通过构思和组织，将调查资料呈现出来；"说个道理"是指，以这些资料呈现为基础，抽象提炼出更具普适性的通用概念与中观理

---

① Matthew J. Salganik, *Bit by Bit：Social Research in the Digital Age*（Princeton, NJ：Princeton University Press, 2018）.

② LAZER, David & Jason Radford, "Data ex Machina：Introduction to Big Data," *Annual Review of Sociology* 43（2017）：19-39.

③ Keith N. Hampton, "Studying the Digital：Directions and Challenges for Digital Methods," *Annual Review of Sociology* 43（2017）：167-188.

论。诚如斯言，社会调查一定是材料与理论缺一不可。没有经验资料与个人体验支撑的理论，宛然犹如深秋的浮萍，干瘪无根基；没有概念提炼与理论归纳升华的资料，最多只是仲夏的繁花，鲜活无长日。

从社会调查材料到建构理论特别重要。第一，这是社会学学科本土化的要求。社会调查收集资料，只有归纳抽象到社会理论，才能构成对中国社会的系统理解与阐释，才能成为学科本土化知识的一部分。第二，这是抓住学科发展历史性机遇的要求。过去二十年中国经济社会的发展与数字技术的发展与应用高度重合，产生丰富的数据与案例，成为学科研究的重要资源。第三，这是参与理论对话并对社会变迁一般理论的发展做出贡献的要求。社会调查的资料丰富多彩，只有上升到理论才能够相互对照交流，才能够对社会变迁的一般理论做出修正与补充。第四，这是建构自主知识体系的要求。只有从中国社会实践中的基础资料出发，提炼出通则性的概念与理论，才能够在对话中真正获得话语权，才能够建立起立足中国社会实践的自主知识体系。第五，这是成为中国式现代化的理论阐释组成部分的要求。社会调查记录的社会变迁过程，正是对经济高速增长、社会长期稳定的伟大成就的展现。只有上升到理论高度，才能够从学理的角度更好地阐释中国现代化。

在工业化生产时代，中国更多的是学习与追赶。用社会调查记录社会变迁的进程，也是一个学习、借鉴并本土化的过程。如今在数字技术发展与应用的诸多方面，中国走在世界前列，成为引领者，中国社会学也已积累了人才与本土研究的经验与经历。因此，中国社会学应当从"借鉴者""学习者"，变成主动的"创造者""引领者"。

五 延续社会调查的学术传统

回顾中国社会学与社会调查的历史，一百多年前的先贤们的困惑是，当时的中国为什么落后？而一百多年后的今天，我们需要回答的理论问题是，为什么中国经济能够长期迅猛增长，同时社会能够长期保持稳定？这既需要了解当前的社会转型过程，也需要理解近两百年间的社会历史变迁。只有这样，才能够承接百年来的社会调查历史，才能够完整记录社会变迁历程，才能够充分认识百年来的伟大历史成就。

一直以来，清华社会学有着光辉灿烂的社会调查传统。早在1914年，狄特莫（C. G. Dittmer）组织学生调查了清华校园周围的近200户居民的家计生活。[①] 1926年创系之后，陈达先生将社会调查作为立系之根本，及至费孝通先生一代，为中国社会学贡献众多经典社会调查范例，哺育了一代又一代社会学学人。2000年清华社会学系复建之后，李强老师与沈原老师身体力行，"新清河试验"与"中国卡车司机调查"也注定将成为21世纪的经典社会调查。

如今，数字社会带来了中国哲学社会科学的历史性发展机遇。作为社会研究的基础性过程，社会调查收集资料的对象已经完全不同，记录的方式方法也发生了巨大的变化，但是记录社会变迁的宗旨没有改变。

在当前，社会调查的基本任务应该是，冷静面对当前的中国社会变迁过程，敏锐捕捉并设定此一转型过程中的真实社会议题，积极实施深入实践的社会调查，精准提炼合乎实际的抽象观念，谨慎尝试初步的理论概括，大胆参与国际前沿理论对话，努力构建本土化的社会学学科知识体系。

"清华社会调查"系列，正是要延续百年来清华社会学的社会调查传统，记录社会变迁历程，"面对中国社会真问题，关注转型期实践逻辑，推动本土化理论研究"。

清华大学社会学系

---

① Dittmer, C. G., "An Estimates of the Standard of Living in China," *The Quarterly Journal of Economics* 33, no. 2 (1918): 107-128.

前　言

人民健康始终处于我国发展战略的优先地位，医务工作者则是人民健康最重要的守卫者。尤其自 2020 年全球新冠肺炎疫情出现以来，全社会看到了数百万名医护工作者不怕危险、不辞辛苦、舍己为人的身影。他们为抗疫作出了巨大贡献。

事实上，由于我国人口基数大，医疗资源分布不均衡，这种负担重、压力大的工作状态在疫情之前就是许多医务工作者的常态。尽管如此，我国的医患关系却并不乐观。随着健康中国战略的推进，大健康理念和家庭医师等新的看病就医方案的推广必然带来医患之间更多的互动。改善医患关系，引导医患良性互动就显得尤为重要。

客观资源条件不充分不均衡固然是造成我国医患关系紧张的一个重要原因，除此之外，现代医学发展对疾病诊疗模式的改变、现代医疗卫生管理制度对医患角色定位的影响、医疗市场化对医师工作内容和职业发展的改变等，都颠覆了医患关系的传统认知，使得社会各界对医务工作者工作压力和工作环境的认识不足，加深了患者对医师的误解，也导致了不良舆论风气的滋生。

在医患关系中，医务工作者和患者应该是平等的主体，医务工作者的诉求同患者诉求一样重要。简单地要求医师无私奉献，不断忍让，或依靠"一刀切"式的加强安保，将患者视为"敌人"，都无异于扬汤止沸、治标不治本。医护人员作为人民健康的守护者，医德和奉献精神固然重要，但医务工作者也是人民的一员，过度要求他们付出和退让而不给予相应的关照，既是对以人民为本的背离，也是医院管理中的"懒政"，甚至助长个别人对医护人员权益侵犯的倾向。

要从以人为本的角度关心医务工作者，改善医患关系，就是要消除影响医师同患者沟通互动的外部不利因素，拓宽医患双方的信任带宽，建立医患双方的信任空间。一方面，医务工作者在和患者沟通的过程中，其状态会受到自身工作压力、工作环境的影响，因此，探寻医务工作者的工作特征和工作诉求，既有助于全社会对医务工作者多一分了解、多一分体谅，也有助于从制度上减少影响医患沟通交流的因素。另一方面，医患沟通既是信息传输的交换，也是情感信任的交流。了解医师群体对医患交流的认知和医患关系的定位，既有助于提升医患沟通的效率，也有助于增进诊断治疗的效果。

基于此，清华大学社会学系在中国医师协会人文医学专业委员会的支持下，以我国医师群体为调查对象，于2021年发起了此次中国医师调查，并撰写本报告。此次调查通过问卷和个案研究相结合的方法，调查了医师群体的工作内容和该群体对医疗资源、组织制度、考核体系等客观工作条件的评价，对医院绩效导向、医药技术发展、人文医德精神等工作环境的感受，以及他们对与患者沟通互动的认知和对医患关系的定位。希冀能够对医师诊疗过程和考核体系被迫"嵌入市场化"的现象进行反思，为我国医疗改革提供参考，为社会重建对医师的崇高职业价值和人文精神的认识，营造出良好的外部条件，最终形成"医者仁心"和"尊医重卫"的医患互动环境。

这次调查在早期准备中，清华大学社会科学学院当代中国研究中心的"当代中国思享会"为我们提供了思想与理论的交流平台；在网络问卷调查的实施阶段，清华大学社会科学学院中国社会调查与研究中心承担了具体的调查与资料收集工作；在问卷分发的过程，我们得到了中国医师协会人文医学专业委员会的大力支持与帮助，得到了散布在全国多个城市与乡镇医院的医师与管理者的大力支持；后期的资料整理分析过程中，我们得到了众多单位与学者、学生的支持。我们还要感谢许弘智从调查设计到资料初期整理的持续付出，感谢郭心怡与王欧在资料收集与整理过程的参与和讨论。没有这些支持和帮助，整个调查无法完成，整个报告也无从谈起。

在这次调查中，我们特别感谢高金声、袁钟开阔的现实视野与卓越的领导能力；感谢沈原、刘世定深厚的理论素养与及时的学术提点；感谢游睿山与高立不顾艰辛的投入与周到细致的协调；感谢李淼与訾新宇事无巨细的付出与负责到底的执行。

本书的部分材料与数据分析在 2021 年 4 月 16 日举行的"清华大学 110 周年校庆系列活动之医学人文论坛"中，以《2021 医师调查报告——回归人文、守护崇高》的报告形式先行发布。

本书的资料分析与文字写作是一个分工合作的过程。整个报告的逻辑框架与章节安排由王天夫、闫泽华与罗婧完成；初稿的统合与整理由闫泽华与王天夫完成；数据清洗与图表制作初稿由吴英发与闫泽华完成。王阳、邓冬婷、才旦珍满、何雪吟参与了部分章节的写作。

著者谨记

2022 年 5 月

目　录

第一章

引 言

第一节 调查背景和意义

　　健康事业的发展是当今时代的突出课题，是新时代社会主义建设的基础工作，是构建人类命运共同体的重要载体和现实体现。其中，医护工作者作为最主要的建设者、实践者，广大人民群众作为最重要的支持者、受益者，共同构成了新时代中国共产党领导下的卫生健康事业的无穷力量。党的十八大以来，全国财政医疗卫生支出逐年增长，医疗服务机构和人员规模不断扩大。国家统计局数据显示（见图1-1），2020年，全国财政医疗卫生支出达到21941.9亿元，较2012年的8431.98亿元增长160.22%。伴随政府和社会对卫生事业的支持，个人现金卫生支出的比例从2012年的34.34%降低到2020年的27.65%。[①] 2019年我国医疗卫生机构总数突破100万。截至2020年底，我国共有医疗卫生机构1022922个[②]（见图1-2），卫生技术人员1067.8万人，其中执业（助理）医师408.57万人[③]（见图1-3）。

[①] 数据来源：国家统计局，《2021中国统计年鉴》，北京：中国统计出版社，第728页。
[②] 数据来源：国家统计局，《2021中国统计年鉴》，北京：中国统计出版社，第709~710页。
[③] 数据来源：国家统计局，《2021中国统计年鉴》，北京：中国统计出版社，第711页。

中国医师：群体特征与工作状况

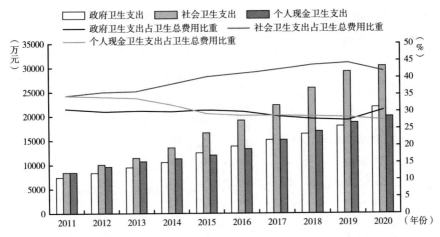

图 1-1　2011~2020 年我国政府、社会和个人现金卫生支出及比重

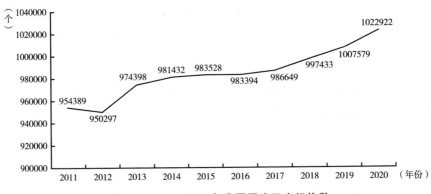

图 1-2　2011~2020 年我国医疗卫生机构数

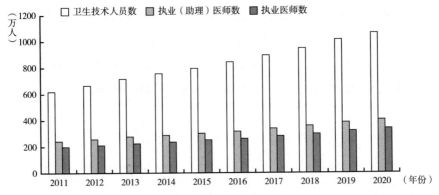

图 1-3　2011~2020 年我国卫生技术人员数、执业（助理）医师和执业医师人数

　　2020 年伊始，新冠肺炎疫情突袭而至，席卷世界。面对重大的突发公共卫生事件，在以习近平同志为核心的党中央集中统一、科学果断的领导下，在我国医疗卫生体系迅速反应的保障下，在数百万医务工作者舍生忘死的努力下，在全国人民众志成城的奋斗和努力下，我们打响了这场疫情防控的人民战争、总体战、阻击战，取得了全国抗疫斗争的重大战略成果。这是党的十八大以来实施健康中国战略的显著成效，是中国精神和中国力量的集中体现，也是中国向世界卫生健康领域贡献的中国智慧和中国方案，为推进我国"十四五"发展规划和二○三五年远景目标中的"健康中国建设"提供了坚实可靠的经验指引。

　　一方面，抗击新冠肺炎疫情的经验揭示，健康中国的建设离不开党中央集中统一的领导部署和医疗卫生体系的完善加强。无数历史经验表明，只有中国共产党才能团结和动员一切力量，带领我国实现跨越式发展，也只有中国共产党才能始终以人民为出发点，实现人民至上的社会发展目标。党的十八大以来，以习近平同志为核心的党中央始终把人民健康放在突出位置，提出了"健康中国战略"的伟大部署。党中央的最高权威、各级党委的集中领导、基层党组织的深入群众，打通了卫生健康事业发展壁垒，实现了不同卫生部门和机构的联结、协调和监督，增强了社会各界对卫生健康事业的认识和认同，强化了卫生健康事业从业人员的职业道德感和奉献精神。在党和国家的带领下，我国医疗卫生事业不断深化医疗改革，取得了长足进步。医联体网格化布局不断推进，逐步形成了"基层首诊、双向转诊、急慢分治、上下联动"的分级诊疗格局；建立起全世界最大的基本医疗保障网和覆盖 12.2 亿城乡居民的大病保险制度，[1] 2022 年人均医保参保财政补助达到每人每年不低于 610 元；[2] 同时，医保谈判不断取得重大突破，2020 年和 2021 年医保谈判成果，预计为患者分别在 2021 年

---

[1]　数据来源：新华网，http://www.news.cn/politics/2022-06/23/c_1128769996.htm。

[2]　数据来源：中国政府网，http://www.gov.cn/zhengce/zhengceku/2022-07/09/content_5700123.htm。

和 2022 年减负超 280 亿元和 300 亿元。① 这些无疑都为我们最终战胜新冠疫情提供坚实保障。

另一方面，抗击新冠肺炎疫情的经验揭示，健康中国的建设离不开广大医务工作人员辛勤付出和全社会的理解支持。习近平总书记提出，要大力弘扬伟大抗疫精神，在全社会营造尊医重卫的良好风尚。广大医务工作者在疫情中迎难逆行、舍生忘死的付出将是赢得这场战争的重要原因，也是他们在日常工作中、在健康中国建设中奋斗和奉献的突出体现。无论是被口罩长时间勒出的"特别的腮红"，还是因长时间浸泡汗水而发白的皮肤，甚至有医护人员把医疗资源让给患者而自己倒下。这些都是新时代医务工作者高度责任感的体现，诠释了医者仁心和大爱无疆。作为建设健康中国的主力军，广大医务工作者身体力行地践行着希波克拉底誓言、中国医学生誓言和南丁格尔精神。我们理应减少他们的后顾之忧，使他们的需求获得更多的关注和满足。同时，全社会对健康卫生知识的了解和对医务工作者的理解支持是我国卫生健康体系发挥作用的放大器，是取得健康中国伟大成果的根本保障。新冠肺炎疫情中，社会各界与医务工作者众志成城、相互配合，政府部门迅速响应、社区与医疗卫生机构及时联动，企业积极资助，媒体正能量宣传，广大人民群众遵医嘱、戴口罩、勤消毒、不聚集、有秩序，对医务工作者和防疫人员关心爱护。这些来自全社会的理解和支持形成了前所未有的医患合作关系网，为医务工作者在工作中和精神上提供了有效的支持，进而为取得抗疫重大成果作出了巨大贡献。

在实现健康中国的伟大征程中，党作为领导者、党组织作为润滑剂，国家医疗机构和保障制度作为助推器，而医务工作者作为主力军，社会各界力量和广大群众作为动力源，各方角色都不可或缺。尤其是良好和谐的医患关系对于打造疫情防控常态化背景下强大的公共卫生服务体系，树立新时代大卫生和大健康的观念体系，全面推进健康中国的建设，最终建立人类命运共

---

① 数据来源：新华网，http：//www. xinhuanet. com/fortune/2020 – 12/29/c_ 1126919455. htm，http：//www. xinhuanet. com/comments/20211210/ac35b35f3079434daed6de35f5dac689/c. html。

同体、卫生健康共同体都具有十分重要的价值和意义。

第一，良好和谐的医患关系是建立强大的公共卫生服务体系的信任基础。随着我国针对新冠疫情取得的阶段性胜利，目前疫情防控已经转入预防为主、生活秩序逐步恢复的常态化阶段。面对时有反复的疫情，习近平总书记指出，构建强大的公共卫生服务体系是维护人民健康的有力保障。强大的公共卫生服务体系要做到防治结合，既需要医务工作者直接参与的"治"，也需要城乡社区群众对爱国卫生运动支持、对突发应急事件理解和配合的"防"。良好和谐的医患关系无疑是专业人员和社会力量相互信任、相互配合，实现联防联控、群防群控的保障。

第二，良好和谐的医患关系是全面建设健康中国的重要路径。全面推进健康中国建设，需要树立大卫生、大健康的观念，把以治病为中心转变为以人民健康为中心。这既点明了卫生健康事业发展的新方向，也指出了医患互动的新要求。以人民健康为中心意味着人民群众与医务工作者的交集将进一步扩大，医患交流互动的范围将从治疗疾病扩展到预防疾病，再到人民日常身心健康的保持和改善。专业卫生健康知识与人民生活深入交织的过程无疑只有通过深厚的医患信任这一路径才能开花结果。

第三，良好和谐的医患关系是全面建设健康中国的重要成果。健康中国战略的核心目标是打造为人民群众提供全方位全周期的健康服务体系。其中"健康"不仅包括人民群众的身心健康，也包括我国卫生健康事业的健康发展。医务工作者是卫生健康事业的最直接建设者和最重要维护者，是人民群众能够享受完善健康服务、共享社会主义卫生事业改革红利的一线实践者。医务工作者的身心健康同样是社会主义卫生健康事业不可缺少的一环。良好的医患关系可以极大地增强医务工作者的获得感和受尊重感，是健康中国战略所必须保障的基础和必然实现的目标。

第四，良好和谐的医患关系是实现人类卫生健康共同体、命运共同体的核心。社会身心健康是人类命运共同体的基础要求，医患和谐是社会身心健康的必要条件。医务工作者和广大人民是共同体的重要组成。没有和谐的医患关系，全社会的身心健康就无从谈起，命运共同体也就难以实现。

第二节　调查缘由

近年来，我国医患关系并不乐观。2009~2018年十年内，仅见诸媒体的伤医事件就达数百件。这些医患互动中的不理性事件在很大程度上影响了医护职业的获得感、使命感和崇高感，打击了医务工作者的工作积极性，在社会上造成了不良的影响，严重破坏了医患关系。因此，如何减少当前社会中的医患矛盾，增进医患信任，延续抗击新冠肺炎疫情过程中所展现的医患通力合作、众志成城，持续发扬国家爱护医务工作者、医务工作者守护人民、人民尊重医务工作者的尊医重卫良好风尚，是我们全面推进健康中国战略、打造新时代卫生健康体系的重要议题。

一方面，医疗资源供需结构的不对称是医患关系复杂的一个重要原因。虽然在党的领导下，我国卫生健康事业已经取得了重大成就，但由于发展起步晚、人口基数大，我国医疗资源分布仍存在许多亟须改进的地方。医务人员工作压力大、负担重，患者看病难、看病贵等现象仍然存在。党和国家在医疗领域不断深化改革，一个重要目标就是解决医疗资源的供需问题。另一方面，当前医患关系所暴露的问题和产生的原因同现代社会的转型这一背景也密不可分。首先，慢性病成为现代社会的主要疾病类型，其患病率高，治疗过程长、见效慢，使患者在漫长的疾病痛苦中产生了更多的负面情绪和对医师的质疑，进而破坏了医患信任。其次，现代社会人民群众的教育水平提升，自主性增强，再加上互联网的发展使人们有更多的渠道获取相关知识，从而患者对自身治疗方案具有更强的参与感和话语权。但是大多数患者所具有的知识远未达到现代医学专业化水平。患者话语权上升和专业知识认知落差的冲突在一定程度上导致了医患矛盾。再次，医患交流是增进医患信任的重要途径。但伴随医学科技迅速发展，医疗仪器检查在很多情况下取代了传统医师的问诊。现代科技在增进疾病检查和治疗的准确性和科学性的同时，也减少了医患交流的机会。并且，现代科技的发展也提高了患者对于医务人员的期待，在感情上难以承受无法治愈的情况。最后，市场化使传统"朋友式"的医患关系模式逐步转变为"服务者—消费者"模式。这造成了患者认为自己付费后有权向医护人员提出要求，且要求应该被满足；同时患者将治疗结果而非治疗过程视为他们所"购买"的项目，忽视了医护人员在治疗过程中的付出。

面对以上结构性因素造成的医患矛盾，简单地要求医师无私奉献，不断忍让，或依靠"一刀切"式的加强安保，将患者视为"敌人"，都无异于扬汤止沸、治标不治本。医护人员是人民健康的守护者，医德和奉献精神非常重要，但过度要求医护人员付出和退让而不给予相应的保障，既是对习近平总书记"劳有所得"的民生理念的背离，也是医院管理中的"懒政"，甚至助长了个别群体对医护人员权益的侵犯。加强医院安保固然可以在一定程度上保护医护人员的安全，但医院的全副武装也只是增加了对患者的威慑，而非医患之间的相互理解，对建立医患信任、改善医患关系作用有限。

因此，要化解医患矛盾，解决我国当前医患关系中的突出问题，就需要回归具体实际，回归医患角色和需求本身。习近平总书记以人为本的发展理念和思想深刻把握了转型时期的社会变化特点，无疑为我们提供了指引和方法。在医患关系中，医护人员和患者应该是平等的主体，二者的诉求同样重要。我们要重视医务工作者的诉求，充分把握和尊重医师与患者双方的权益，从根本上增进医患双方的理解，使医师面对的对象不是"疾病"而是"病人"，使患者印象中的医护人员的不是"拿钱办事"而是"医者仁心"。

我国医患关系以及医师群体的工作生活状况早已引起媒体和学术机构的广泛关注，出现了大量相关的新闻报道、社会调查及研究论文。但当前成果在积累了相当经验的同时，也存在一定的问题：第一，对当前医患关系的调研与评估较少结合医师具体的工作内容和环境，因而难以对医患关系进行全面切实的评估。虽然医师对医患关系的态度和看法在很大程度上离不开其所处环境的作用，但医师本人可能并未认识到外部环境的影响。社会调研和学术研究的意义正在于发掘现象和看法背后的具体因素与现实依据。第二，现有一些调查，对医师工作生活状况部分重结果而轻过程，重整体而轻内容。例如仅以医师的总体工作时间作为结果来衡量其工作强度，而忽略医师在工作过程中还面临着临床、科研和行政等时间分配的压力；又如对医师群体的诊疗过程仅以信息沟通作为整体指标，未触及诊疗过程中的医患背景和言语、肢体互动等具体内容。第三，新冠肺炎疫情在改变医师工作内容和工作过程的同时，也深远地改变了社会对卫生健康事业的认识，必将为我国医患关系的发展带来新的影响。因此，在卫生健康事业蓬勃发展和后疫情时代健康中国战略迈进的当下，本报告的基本任务是力图通过一定的学科理论视角，以大样本定量分析和代表性个案研究为手段，对医师群体的工作特征进行深度描述和解释。一方面从公益的角度推进社会各界对医师群体的认知和理解，另一方面从学术的角度对我国医患关系的内在机制进行广度和深度的探寻。

第三节　研究设计

清华大学社会学系始终以"面对中国社会真问题"，扎根中国大地、探索中国发展为传统。"中国医师调查"即是清华大学社会学系在中国医师协会人文医学专业委员会的支持下，于2020年12月针对医师群体开展的自主课题，旨在全面和深入地了解医师群体的基本情况、群体诉求以及在当前社会转型背景下的医疗观念等。此次调查是近年来专门面向我国大陆地区医师群体所发起的规模最大的问卷调查之一。为确保此次调研的科学性、准确性和有效性，清华大学社会学系组织相关学者、各地医院医师代表，从2020年9月起分别于线上和线下召开4次研讨会，就调研内容、样本选取、问卷发放与回收进行了深入沟通和及时反馈。

一　研究思路

如前所述，本研究以新冠肺炎疫情出现以来全社会对医务工作者的广泛赞誉和屡屡发生的暴力伤医两种极端并存现象为背景，以我国医师职业的工作状态为主题，对医师群体的工作内容和感受进行深入调查。从医师的视角出发，本研究进一步对医患关系进行了多维度的探讨。医患关系的本质是医师同患者的互动。诚然，治疗结果是医患互动的重要影响因素。但受限于当前医疗健康服务资源、医疗水平发展、经济社会发展的客观限制，医到病除只能是我们不断追求的终极理想。相比之下，医师和患者两个角色群体间的沟通过程对于医患关系的改善就显得尤为重要。这一沟通并不是如同机器般的信息传输交换。作为人，医师和患者在沟通过程中自然会受到各自工作状态、身体状态的影响，同时也会受到双方的沟通技巧和相互信任的影响。因此，要提升医患关系，增进医患互动效果，就不仅仅单纯地依靠医疗技术的提升或向双方强调沟通的重要性。健康中国战略提出的人为中心，就是要从"人"入手，既关注患者，也关注医师的"人"的属性，消除影响其沟通互动的外部不理因素，拓宽医患双方的信任带宽，建立医患双方的信任空间。本研究希望通过对医师群体工作环境、工作内容等影响工作状态的因素进行深入描述和解释，对医师群体的医患沟通和医患关系认知进行了深入解读，坚持以人为本，为社会对医师的崇高职业价值和人文精神树立认识，为医师营造出良好的外部发展条件，进而营建积极的医患互动环境。

结合研究主题，本研究在调查思路上以理论联系实际为原则，尤其试图对当下医疗卫生体制市场化改革背景下，医师诊疗过程和考核体系被迫"嵌入市场化"的现象进行理论分析和实践反思。研究的理论指导以医学社会学和心理学"认知行动"理论为基础，辅以劳工社会学、文化社会学、卫生管理等相关内容。在理论引领下，本研究以医师群体的"工作特征"及其对"医患关系"的影响为研究核心，将之同我国当下的医疗卫生事业发展情况相结合，从医疗市场化改革、医院绩效改革、医疗保障制度等相关政策实践和区域经济发展等具体国情入手，并着重考虑我国文化情景中的工作生活态度和交流沟通模式及习惯，进而力图多方位、多维度、立体化地对医师工作内容和状态进行呈现，对我国当前医患关系进行医师视角的解释。

本研究在方法上以问卷调查和个案调查相结合为手段，量化研究和质性研究并举。一方面，本研究通过问卷调查获取大样本可量化数据，既关注医师群体本身，也兼顾不同区域、医院类型、科室等医师内部差异，描绘各客观分类下医师群体的工作状态，了解医师群体的工作感受，总结整体趋势、探索变量关联。总体而言，本研究的问卷在设计时紧扣医师群体工作状态这一主题，在获取医师性别、年龄、婚姻、学历等基本人口社会学数据的基础上，调查了医师群体的工作内容，以及这一群体对医疗资源、组织制度、考核体系等客观工作条件的评价，对医院绩效导向、医药技术发展、人文医德精神等相对工作环境的感受，以及同患者诊疗互动中的实际情况和对医患关系的认知定位。另一方面，本研究辅以个案访谈和相关政策梳理等质性材料，既对量化调查所取得的描述性成果进行补充，对数据所呈现的关系进行解释，也对数字背后的医师成长路径、生存条件等具体境况进一步给予人文关怀。

二 样本选择和分布

由于新冠肺炎疫情期间医师群体通常工作时间长任务重，各地医院难以组织有秩序的随机抽样，并且基于抗疫防疫要求，课题组无法组织大规模入院调查，因此本次调查采取网络调查的便利抽样的模式。中国医师协会对接各地医师协会，在兼顾医院类型和等级的基础上，由各样本医院联系人通过转发调查问卷链接至其同事群体的形式，对医师群体相关信息和诉求进行采集。本次调查问卷于 2020 年 11 月 30 日上传于清华大学社会科学学院中国社会调查与研究中心的调研系统，在中国医师协会的组织和各省级医师协会的协助下，于 12 月 2 日正式开始发放。整个过程中，课题组同各省级医师协会和参与调研的医院领导建立在线互动关系，对问卷情况进行讲解答疑。截至 2021 年 1 月 20 日，课题组共收回问卷 12932 份，经过清洗，获得有效问卷 12180 份。

此次调研共覆盖了我国 28 个省（自治区、直辖市），其中包括北京、上海、天津、山东、广东、江苏、河北、浙江、海南、福建共 10 个东部省（自治区、直辖市），共回收样本 6778 个，占总样本 55.65%；内蒙古、安徽、山西、江西、河南、湖北、湖南等 8 个中部省份，回收样本 1301 个；云南、四川、广西、新疆、陕西、甘肃、青海、重庆共 8 个西部省（自治区、直辖市），回收样本 2312 个；辽宁、吉林和黑龙江东北三省，回收样本

1789 个。

医院等级方面，课题组划分了一级医院、二级医院、三级医院。针对目前存在的"大医院人满为患，基层医院门可罗雀"现象，调研组进一步将三级医院划分为三级非甲等医院和三级甲等医院。此次调研中来自三级甲等医院的样本数为 7994 个，占总样本的 65.63%，是此次调研的主要群体。

医院类型方面，课题组按照行政等级，从基层开始将医院划分为私人诊所/医院、村卫生室/社区卫生服务站、乡镇卫生院、县级医院、市级医院、省级医院、国家级医院和其他。其中来自省、市、县三级医院的样本分别为 2136 个、6706 个、2610 个，占总样本的比例分别为 17.54%、55.06%、21.43%，构成了本次调研的主要部分。

课题组还考察了样本所在医院的性质，分别设置了公立医院、民营医院、混合制医院、外资医院和其他共五种。其中公立医院的样本数达到 11623 个，占总样本的 95.43%。

三　质性访谈

为了对量化研究结果做出符合实际经验的解读，以及对医师的工作生活状态进行全面了解，课题组在问卷调查结束后，结合前期专家研讨和问卷调查结果，拟定了访谈提纲。2021 年 2 月，课题组先后在北京、福建、山西、甘肃等省份（自治区、直辖市）对 7 家医院一线临床医师进行了深度访谈。访谈提纲包括医师的个人背景、从业原因、对医师职业的认识、职业经历、个人发展及所获支持等方面，对医师自身成长及其同医院、病患、同事、家庭的互动进行全方位的了解。此外，为了更全面地了解医师群体的工作境况和社会角色，课题组还同中国医师协会和省级医师学会领导，北京、天津、武汉等地区医院领导代表、医药卫生领域媒体代表等相关专家进行多次座谈，分别从医师的人才发展路径、医院管理制度、社会舆论环境等方面进行深入探索。课题组共获得访谈个案条目 22 个，访谈录音时长 2037 分钟。

第四节　报告主要内容

本章主要介绍了当前党和国家对卫生健康事业的战略部署和新冠肺炎疫情带来的巨大挑战等此次调研的社会背景，确立了本研究以医师群体为调研对象和以社会学分析为主理论框架，阐述了研究的主题、思路和研究方法，介绍了样本的大致分布情况。

第二章将以问卷调查数据为主，描述参与本次课题研究的医师样本的基本人口社会学特征。该部分在对全样本性别、婚姻、年龄、教育、职称等个人基本情况分布进行描述的基础上，进一步对这些变量按照区域、医院类型、医院等级、医院性质和科室进行划分，从整体和分层两个维度对我国医师群体的现状特征进行画像。

第三章为医师收入水平报告。医师收入水平一直是衡量医师职业回报、激励医师职业奉献、促进卫生事业发展的重要指标。此前许多针对医师群体的调研都将收入水平摆在突出位置。在此次报告中，课题组不仅按照医师群体的内部特征考虑了医师收入总体特征和收入满意度，同时也对医师在生活中的兼职情况等进行了调研，力图从工作与生活两个方面共同反映医师群体的完整生存状况。

任何工作在进行时都离不开对工作环境的考量。同时，医患关系从产生到维持，绝大多数也都发生在医师的工作场所中。医师的工作环境对衡量医师群体的工作状态具有重要影响。本书的第四章将根据问卷结果对医师群体的工作环境进行报告。课题组主要以医师所感知到的医院资源投入和分配的硬件环境建设，以医师日常工作中的工作安排、医院管理制度、组织人际关系等软件环境营造作为衡量工作环境的指标，并结合区域、医院、科室等类型划分，呈现当前医师群体对工作环境的感受。

工作压力是降低医师群体工作满意度和获得感，影响医师群体身心健康，影响医患关系的重要因素。首先，医师的工作压力来自其客观工作量。由于医师工作的特殊性，医师无法通过选择患者或固定工作时间来控制自己的工作量。其次，医院的绩效考核要么使医师群体的诊疗工作掺杂进了额外目标，要么在诊疗工作外还需要承担科研、行政等工作。最后，社会舆论对医师的态度也在无形中影响着医师群体的工作认同，进而制造着无形的压力。因此，本报告第五章将从这三个层面入手，对医师群体的工作压力进行探查。

在探讨了医师群体的直接工作环境后，本报告第六章进一步探讨了医疗事业的发展等宏观医疗环境对医师群体的影响。一方面，我国医院体系经历了计划经济时期的国家财政全面补助到市场化改革的发展路径。这一发展过程既为我国卫生事业的迅速扩张奠定了基础，但同时也造成了诸如利润导向、医药回扣等与医疗卫生职业救死扶伤精神相悖的现象。另一方面，生物科技的发展在为医疗事业带来巨大促进的同时，也为医患关系带来障碍，医患之间的交流掺入了冷冰冰的机器。同时，患者对于科技的过高期待也使得医师群体更加成为治疗失败或治疗费用过高的"替罪羊"。

在对医师群体的工作状态进行多角度分析后，第七章的医患诊疗互动报告将关注医师和患者的交流互动过程。如前所述，诊疗互动过程是医患关系的直接发生处，也是主导医患关系走向的重要环节。在该报告中，课题组收集了医师在诊疗过程中重点考虑的因素和医师群体对诊疗过程的看法与经验。报告对以上诊疗互动变量进行了多维度的分析，其中除按群体类型划分进行交互外，还探索了不同工作压力和工作环境下的医师群体对医患诊疗互动的看法与认知。

在第八章医患关系报告中，课题组将之前报告中所反映的医师工作状态同医师对医患关系的看法进行交互，探讨了不同工作类型、工作单位、工作内容、工作环境下，医师所经历的不同医患纠纷情况，以及在以上条件下医师对患者的看法和信任程度。并且，结合访谈资料，本报告从医师工作的视角，对当前医患矛盾的发生进行了进一步解释。

第二章

医师的人口社会学特征

本章将介绍受访医师的基本特征，包括性别、年龄、婚姻状况、受教育程度等人口学特征，以及个人的职称、工龄、收入、科室，工作医院的等级、类型、所有制形态等工作相关信息。

总体而言，受访医师以女性（60.36%）和已婚人士（81.21%）为主，平均年龄为 38 岁，平均工龄为 13 年。受访的医师群体的受教育程度普遍较高，绝大部分有本科及以上学历，其中本科学历人数超过总人数的一半（占比为 52.33%），硕士也超过总人数的三成（占比为 33.37%）。本次调查的受访医师们大多在公立医院工作（占比为 95.43%），多为中级职称（占比为 37.66%）或初级职称（32.68%），月收入集中在 2501~7500 元（占比为 49.28%）。

本章将分点陈述上述问题的详细情况，并对一些变量进行交叉分析——例如，我们呈现了不同所有制医院中医师的受教育程度，以及不同年龄段医师的性别比。最后，本章还分别对比了不同等级、不同所有制和不同区域的医师的学历、职称、收入和工作时间等情况，以对医师的整体情况有更充分的了解。

第一节　医师群体的人口学特征

不同性别、年龄、收入、受教育程度和婚姻状况的个体，其行为有很大区别。上述特征一般被总结为群体的"人口学特征"。本节首先呈现受访医师的人口学特征,作为对该群体的工作、生活状况进行分析的基础。

一 调查中医师群体的性别与年龄分布

如图 2-1 所示,受访医师中女医师占比为 60.36%,男医师占比为 39.64%。

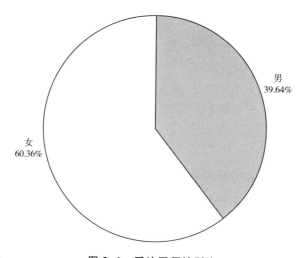

图 2-1 受访医师性别比

数据来源:2021 年医师调查。

图 2-2 呈现了不同年龄段医师的数量和性别比例。受访医师以 31~50 岁的中年为主,平均年龄为 38 岁。其中,40 岁以下医师中女医师较多,而 50 岁以上男女医师比例则大体相当。特别地,在 30 岁以下的年轻医师中,女医师人数超过了男医师的两倍。女性为主的医师群体这一特点能否弥合医患矛盾?女医师对医患关系的态度是否更加乐观?这些都是值得进一步研究的问题。

图 2-3 则呈现了不同性别受访医师的工龄。可以看出,受访医师的工龄结构大约呈现"底大顶尖"的金字塔型特征。分性别看,30 年以下工龄医师中,女性占有绝对优势,但 30 年以上工龄的男医师则要多于女医师。

受访医师的平均工龄为 13 年,依据平均年龄 38 岁推算,他们大概在 25 岁才能参加工作。医师参加工作较晚,一方面是因为我国实习五年制的

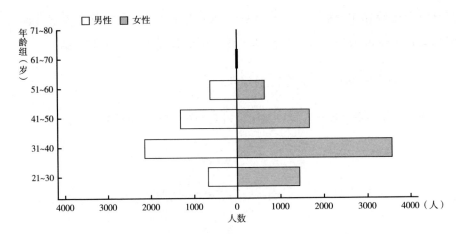

图 2-2 受访医师人口金字塔

数据来源：2021 年医师调查。

医学本科教育，且越来越重视医学研究生学历。另一方面，在获取本科文凭后，医学生们还需要 3 年的规范化培养才能获得医师资格证。参加工作时间偏晚，会造成部分年轻医师的"年龄焦虑"，关于这一点，后文有进一步的分析。

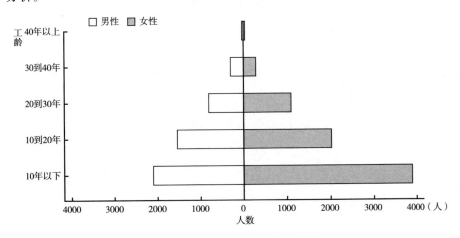

图 2-3 不同性别受访医师的工龄情况

数据来源：2021 年医师调查。

图 2-4 描述了受访医师的婚姻状况，可以看出，绝大部分的医师都已婚，未婚者仅占 16.53%，而已婚者高达 81.21%。

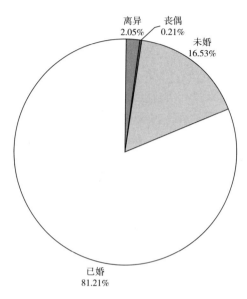

图 2-4　受访医师的婚姻情况

数据来源：2021 年医师调查。

二　调查中医师群体的受教育程度

图 2-5 具体呈现了医师的受教育程度。本次调查显示，受访医师的受教育程度普遍较高。其中本科学历与硕士研究生学历的医师占比为 85.70%，仅有不到 1% 的医师受教育程度在大专以下，而已经有 7.80% 的医师有博士研究生学历，甚至超过了拥有专科文凭的医师（占比为 5.80%）。

根据第七次人口普查公报，全国居民中大专及以上学历的人口比重仅为 15.46%，换言之，大专以下学历人口占比为 84.54%。这与本次调查的医师群体中不到 1% 的比例形成了鲜明对比。对医师个体而言，这意味着他们在进入工作岗位之前就在医学院校中进行了长时间的学习。

医师的工作是"治病救人"，这就需要扎实的理论培训和长期实践。

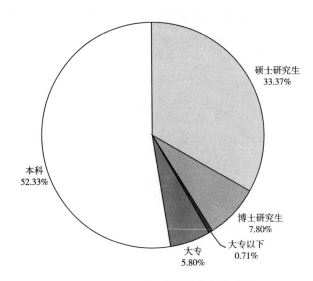

图 2-5 受访医师的受教育程度情况

数据来源：2021 年医师调查。

目前我国普遍实行五年制本科医学教育，而在本科结束后，倘若想获得医师资格证，医学生还需进行为期三年的规培。在社会普遍实行四年制本科的情况下，五年本科加三年规培意味着医学生比同龄人晚 4 年才能进入工作岗位，这无疑对学生个人心态乃至家庭条件提出了一定的挑战，也成为影响医学院校招生的一大阻力。如何在保证教学质量的前提下，统筹兼顾医学生个人和家庭对其尽早就业的需求，已经成为亟待解决的问题。

课题组还进一步分析了不同性别医师群体的受教育情况。从图 2-6 可以看出，硕士研究生学历的女医师比相应学历的男医师高 2.91%，但本科学历和博士研究生学历中的男医师比例则高于相应学历的女医师比例，其中博士研究生学历的男医师比例为 9.24%，较博士研究生学历的女医师比例的 6.86% 要高 2.38%。

图 2-7 呈现了不同受教育程度医师的工龄。可以发现，大专以下学历的医师的平均工龄达到了 22 年以上，超过平均工龄 9 年。这一方面体现了

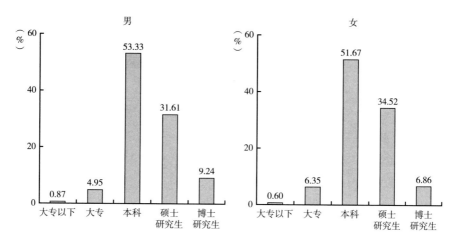

图 2-6 不同性别受访医师的受教育程度情况

数据来源：2021 年医师调查。

该群体医师具有丰富的工作经验可以弥补学历的不足，同时也说明了我国对医师学历的要求正不断提升。此外大专学历、本科学历和具有博士研究生学历医师的工龄也超过了 13 年。相比之下，硕士研究生学历的医师平均工龄只有 10 年。

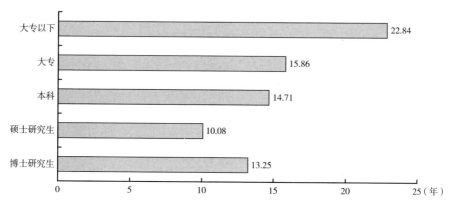

图 2-7 不同受教育程度受访医师的平均工龄情况

数据来源：2021 年医师调查。

第二节　医师群体的工作情况

一　调查中医师群体的职称分布

图 2-8 呈现了医师们的职称情况。可以看出，受访医师中初级、中级职称的医师①占据了大多数，二者的累计比例为 70.34%。但高级职称医师（包含副高级与正高级）占比接近三成。根据 2020 年的卫生事业统计公报，全国医务工作者中，高级医师占比仅为 8.8%，远低于本样本中的比例。结合对学历的分析可以看出，本调查中受访的医师群体普遍有较高的学历和职称。造成这一现象的原因是，本次调查中填答问卷的医师主要来自公立的三甲医院，这些医院招聘时的学历要求相对较高，也比较容易评定职称。

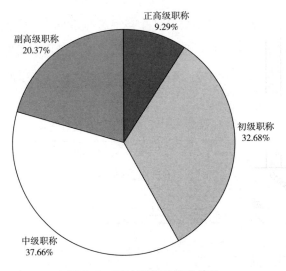

图 2-8　受访医师的职称情况

数据来源：2021 年医师调查。

---

① 初级职称为医士、医师、住院医师、助教；中级职称为主治医师、讲师；副高级职称为副主任医师、副教授；正高级职称为主任医师、教授。下同。

二 调查中医师群体的收入分布

图 2-9 呈现了医师们的月收入情况。课题组询问了医师每月的基础工资、奖金和其他收入。此外，为降低填答难度，我们仅仅调查了医师的收入区间而非具体数额。由图可见，大部分（73.70%）医师的月收入在 5000 元以上，收入中位数落在 5001~7500 元这一区间内。当然，还有相当一部分医师的收入在 5000 元及以下，甚至有 345 名医师（占比约为 3%）的收入不足 2500 元。作为参考，北京市 2021 年的最低月工资标准为 2320 元，即便这 345 位医师的月薪全部是 2500 元，也仅仅比最低工资高了 180 元。收入尊严是一切职业尊严的核心，提升这部分医师群体的收入刻不容缓。

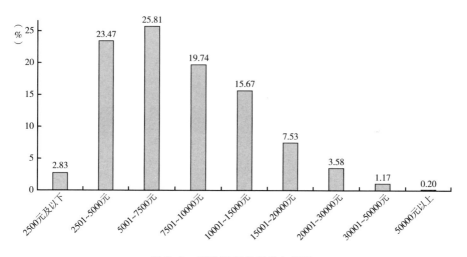

图 2-9 受访医师的月收入情况

数据来源：2021 年医师调查。

图 2-10 分别呈现了男女医师的收入情况。可以看到，女医师的整体收入更偏左，意味着其月均总收入较男医师较低。从中位数看，女医师月均总收入在 5001~7500 元范围内，而男医师的月均总收入中位数在 7501~10000 元范围内。

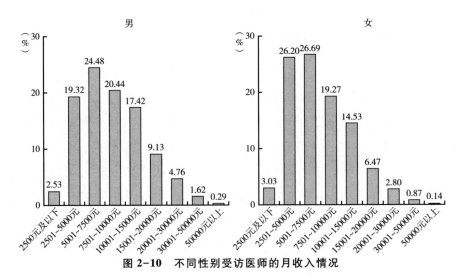

图2-10　不同性别受访医师的月收入情况

数据来源：2021年医师调查。

三　调查中医师群体的科室分布

图2-11呈现了受访医师所在的科室。课题组参考国家卫健委网站公布的最新版"医疗机构诊疗科目名录"对科室类别进行了划分。同时，考虑实际填答情况，我们加入了"行政管理"这一类目，将医学专业低且不直接接触病人的科室，如院办、后勤管理等科室划入行政管理类，而将直接接触病人但不在名录内的科室划入其他科室内，例如理疗科、特需诊疗中心等。

可以看出，占比最多的前五个科室分别是内科（23.89%）、外科（13.86%）、医学影像科（10.70%）、妇产科（9.29%）和儿科（7.85%）。这些科室的受访医师数目均超过了一千人。

在医院所有制方面（见图2-12），绝大多数受访医师（95.43%）就职于公立医院，此外有3.05%的医师供职于民营医院，0.08%的医师供职于外资医院，1.37%的医师供职于混合制医院。2020年国家卫健委公布的卫生健康事业统计公报，尽管民营医院数量已经超过公立医院，达到23524家（公立医院为11870家），但从卫生技术人员数目上看，民营医院卫生技术人员仅占全国卫生技术人员的13.87%。因此从医师数目上看，本调查与实际情况相差不算太大。

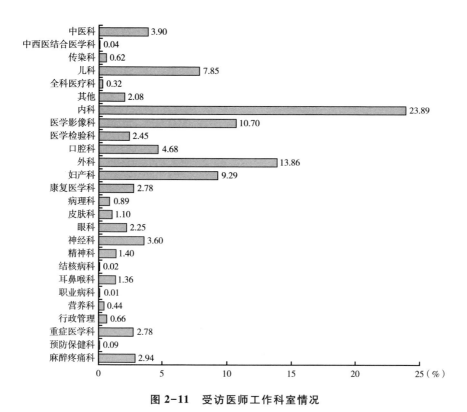

图 2-11 受访医师工作科室情况

数据来源：2021 年医师调查。

四 调查中医师群体的医院类型分布

从等级上看，受访医师中，65.63% 的受访医师来自三甲医院，7.88% 的医师来自三级非甲等医院，24.63% 的医师来自二级医院，还有 1.86% 的医师来自一级医院。而在医院类型方面，超过半数医师来自市级医院（占比为 55.06%），还有 17.54% 来自省级医院。来自县级医院的医师也有 21.43%，总的来看，来自省市县三级医院的医师占比达到 94.03%。来自村卫生室或者社区卫生服务站的医师占比为 0.52%，来自乡镇卫生院的医师占比为 1.45%。此外，还有一些医师来自妇幼保健院、急救中心等医疗机构。

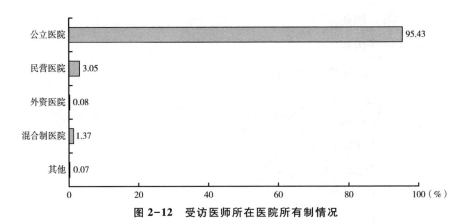

图 2-12 受访医师所在医院所有制情况

数据来源：2021 年医师调查。

课题组还询问了医师的工作强度。图 2-13 展现了样本对"工作让我感觉精疲力竭"一题的填答情况。可以看出，大多数受访医师对日常工作感到精疲力竭。而从客观工作时间看，受访医师平均每日用于诊疗病人的时间为 7.79 小时，除此之外，受访医师平均每天还要花费 1.53 小时在科研工作上。并且他们平均每周工作时间达到 5.79 天，甚至有 21.11% 的医师表示自己一周 7 天都在工作。

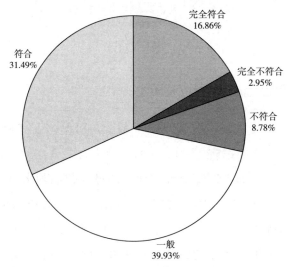

图 2-13 受访医师对"工作让我感觉精疲力竭"的认同情况

数据来源：2021 年医师调查。

　　分科室看，职业病科受访医师的出诊时间达到了 10 小时，是受访医师中最长的。这些医师大多来自煤矿医院，承担矿区的职业病治疗工作，所以任务艰巨。其次，是承担急救任务的重症医学科，医师的日出诊时间很长，平均达到 9.43 小时。此外，儿科、口腔科和妇产科三个科室的医师日出诊时间也超过了 8 小时，他们是医师群体中出诊时间最多的一群人。其他科室情况可参看图 2-14。

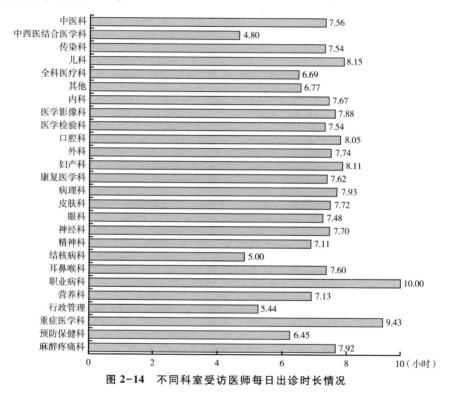

图 2-14　不同科室受访医师每日出诊时长情况

数据来源：2021 年医师调查。

　　分职称看，拥有中级职称的主治医师承担了大部分的诊疗工作，他们的日均出诊时间超过 8 小时。而拥有正高级职称的主治医师则是医学科研的主力军，他们每日平均会花费 1.71 小时进行科研。可以说，工作时间长、工作强度高是我国医师面对的普遍境况。调查组认为，应当给这些负重致远的医师以收入待遇上和社会声望上的尊重。

第三节　不同类型医院中的医师情况

课题组的调查范围基本涵盖了各级各类医院。以下将分别呈现上述各级各类医院中医师的个人情况和工作信息。

一　省市县三级医院中的医师情况

通过医师的年龄、学历等基本信息及工龄、职称等工作相关情况的对比，可以从侧面折射出我国省市县三级医疗资源的配置情况。在本调查中，这三类医院的医师累计占比达 94.03%，其中，省级医院医师占比为 17.54%，市级医院医师占比为 55.06%，县级医院医师占比为 21.43%。

在性别比方面，由图 2-15 可知，省县两级医院受访医师中男性较多，市级医院受访医师中男性明显偏少，占比为 37.00%，低于均值。

而在工龄和年龄方面，如图 2-16 所示，省市县三级医院中医师的年龄没有明显差异，但省级医院中医师的平均工龄显著要小，他们的平均工龄比县医院医师平均要少 1.43 年。这是由于省级医院医师们平均的学历较高，他们大多要在医学院获得硕士博士学位之后才能入职省级医院。

表 2-1 就呈现了三级医院中医师的学历和职称情况。在样本中，省级医院中具有研究生学历的医师占比合计超过 70%，大专及以下学历的医师累计占比仅有 1%，而县医院医师大部分（占比约为 73%）只有本科学历，大专及以下学历的医师占比高达约 13%。市级医院尽管研究生学历的医师占比也不高，但大专及以下学历的医师占比也不到 5%。这一方面印证了上述对于工龄的判断，也在另一方面说明了提升县级医院医师学历的必要性。此外，表 2-1 的右部分呈现了三级医院中医师的职称情况，可以看出，县市两级医院中副高及以下职称医师的占比类似，但县医院正高级医师较少，仅占 6%，低于 9% 的均值。在省级医院中，初级医师明显较少，占比仅为 27%，比均值少 6%。而正高级医师占比为 12%，超过均值 3%。从医师的职称情况可以大致推测出，我国省市三

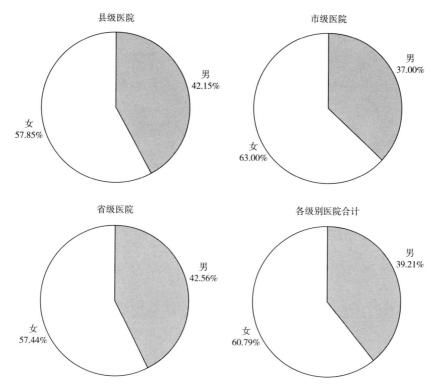

图 2-15 省市县三级医院受访医师性别比

数据来源：2021 年医师调查。

级医院在初级医疗资源方面差异并不明显，但在高端医疗上，县级医院相交省市医院，还有较明显差距。

表 2-2 使用医疗系统通行的三级医院划分标准，描述了不同等级医院中医师的学历、职称的情况。可以看出，三甲医院的医师在样本中占比较大，这些三甲医院中，几乎所有医师都有本科或以上学历，其中博士研究生学历的医师占比甚至超过 10%，而初级职称的医师则大部分工作在一级以下医院中。这再次印证了通过省市县进行分类得出的结论——总体而言，普通医疗资源方面三级医院配置比较均衡，省级医院、三甲医院在高端医疗方面更加突出。

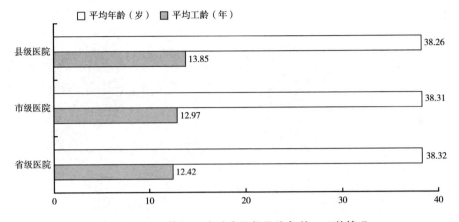

图 2-16 不同等级医院受访医师平均年龄、工龄情况

数据来源：2021 年医师调查。

表 2-1 医院类型与医师学历、职称交叉分析

医院等级	受教育程度					职称				合计
	大专以下	大专	本科	硕士研究生	博士研究生	初级职称	中级职称	副高级职	正高级职	
县级医院（人）	26	310	1898	358	18	919	1007	539	145	2610
百分比（%）	1	12	73	14	1	35	39	21	6	100
市级医院（人）	21	272	3569	2509	335	2231	2449	1358	668	6706
百分比（%）	0	4	53	37	5	33	37	20	10	100
省级医院（人）	3	25	603	1021	484	576	833	464	263	2136
百分比（%）	0	1	28	48	23	27	39	22	12	100
合计（人）	50	607	6070	3888	837	3726	4289	2361	1076	11452
百分比（%）	0	5	53	34	7	33	37	21	9	100

表 2-2 医院等级与学历、职称交叉分析

医院级别	受教育程度					职称				合计
	大专以下	大专	本科	硕士研究生	博士研究生	初级职称	中级职称	副高级职称	正高级职称	
一级医院（人）	22	68	121	11	4	97	90	32	7	226
百分比（%）	10	30	54	5	2	43	40	14	3	100
二级医院（人）	36	379	2331	245	9	1125	1182	548	145	3000

医院级别	受教育程度					职称				合计
	大专以下	大专	本科	硕士研究生	博士研究生	初级职称	中级职称	副高级职称	正高级职称	
百分比(%)	1	13	78	8	0	38	39	18	5	100
三级非甲等(人)	6	46	627	260	21	278	376	227	79	960
百分比(%)	1	5	65	27	2	29	39	24	8	100
三级甲等(人)	22	213	3295	3548	916	2481	2939	1674	900	7994
百分比(%)	0	3	41	44	11	31	37	21	11	100
合计(人)	86	706	6374	4064	950	3981	4587	2481	1131	12180
百分比(%)	1	6	52	33	8	33	38	20	9	100

长期以来，我国居民习惯于直接到省市级的医院，以及其中的三甲医院就诊，这就挤占了大量优质的医疗资源，一定程度上引起居民就医不便，造成医疗费用负担加重，不利于从根本上解决"看病难，看病贵"问题。

为解决这一问题，国家在"十三五"期间提出了"三级诊疗"原则。这一原则要求建立"基层首诊、双向转诊、急慢分治、上下联动"的诊疗格局，引导常见病、多发病向基层医疗机构倾斜。相应地，国家在"十三五"期间以提升基层医疗服务能力为重点，完善了基层首诊的相关制度基础。卫健委通过一系列措施，通过制定落实社区医院基本标准、建立健全对县级医院的对口帮扶机制，加强了社区医院的建设、提高了县级医院的医疗服务能力。

从本次调查来看，至少从医师资源的配置上，我们已经初步实现了相对均衡的医疗资源配置。省市县级医院在初级医师、中级医师乃至副高医师的配置上相对均衡，县级医院也拥有了一定比例学历高、经验丰富的医师。

图 2-17 呈现了省市县三类医院医师的收入情况。可以看出，市县两级医院医师的收入差距不大，但省医院医师的收入明显偏高，其收入中位数在7501~10000 元范围内，而市县两级，以及总体医师的收入中位数仅为 5001~7500 元。县级医院中，超过30%医师的月收入不足 5000 元，而他们的工龄和问诊时长却是最长的，课题组认为，提升这部分医师的收入刻不容缓。

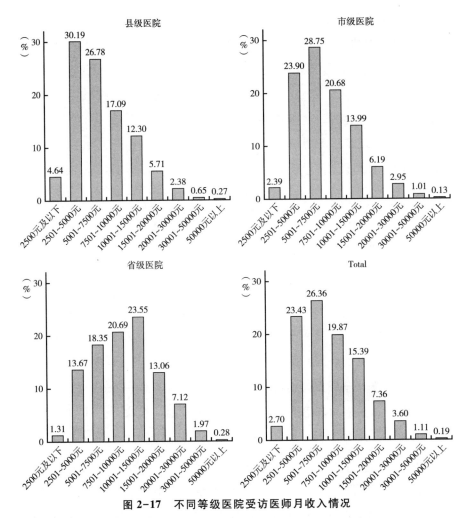

图 2-17　不同等级医院受访医师月收入情况

数据来源：2021 年医师调查。

　　根据国家卫生健康委卫生发展研究中心研究员、卫生人力研究部主任张光鹏在 2019 举办的第 35 期卫生政策上海圆桌会议上发言信息，全国公立医院人均人员支出在 2019 年达到了 18.7 万元，支出的主要部分（占比达 96% 以上）是工资福利的支出，即绩效工资、基本工资和社保支出。可以看出，本次调查的受访医师报告的收入相对较低。推测其原因有两方面，一是统计口径问题。18.7 万元平均投入是年收入，并且其中包含社保，而课题组询问的是月收入，并且不包含社保，这样，受访医师在计算时可能会出现忽略社保，提供税后收入等情况，造成选择偏低。此外，该圆桌会议所披露的只是公立医院的薪酬情况，根据课题组的调查，我国民营医院医师平均收入低于公立医院医师。这也可能导致本次调查中医师的总体收入较公立医院偏低。

图2-18呈现了三类医院中医师的工作时长。从出诊时间看，县级医院医师的出诊时长是最多的，每日出诊超过8小时，省市级医院的医师出诊时间也都在7.5小时以上。这说明普通的县医院的医师们承担了大量的直接诊疗工作，对这部分医师的职称评定、收入和继续教育需要重点关注。虽然出诊时长不如县级医院，省市级医院的医师却承担了更多的医学科研工作，在科研方面花费了更多的时间。

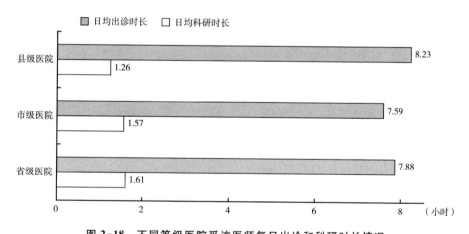

图2-18 不同等级医院受访医师每日出诊和科研时长情况

数据来源：2021年医师调查。

二 不同所有制医院中的医师情况

本节将分析不同所有制医院中医师的相关情况。根据2020年度卫生健康事业统计公报，我国有148.2万名卫生技术人员就职于民营医院中，占全国的13.87%。为简洁计，课题组将原始问卷中的"民营医院"、"混合制医院"、"外资医院"和"其他医院"中的医师统一归为民营医院。新口径下民营医院中的医师共 557 人，占总人数的 4.57%。

我们同样先呈现公立和民营两类医院中医师的性别、年龄工龄等基本情况。

如图 2-19 所示，民营医院中男医师占比相对较大，达到 42.73%，超过了公立医院的 39.49%，也超过了均值 39.64%。

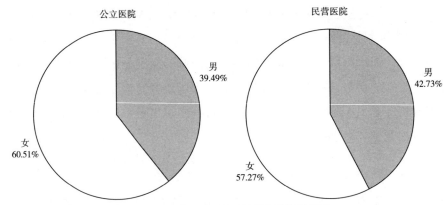

图 2-19　不同所有制医院受访医师性别比

数据来源：2021 年医师调查。

从年龄工龄上看（见图 2-20），两类医院的医师并没有显著差距，公立医院受访医师年龄比民营医院医师平均要大 0.8 岁，但工龄上二者持平。这预示着公立医院医师的受教育时间或许比较长，他们更早出生、更晚工作。

表 2-3 证实了从年龄上做出的推断。从学历看，民营医院中硕博研究生学历的医师的比重比公立医院显著要少，在受调查的民营医院医师中，硕士研究生学历的医师的绝对比重比公立医院少 18%，有博士研究生学历的医师则较公立医院少 7%，如果考虑相对比重，那么公立医院的硕士研究生医师是民营医院的 2 倍，而博士研究生医师则是 8 倍。

此外，表 2-3 同样呈现了两类医院的受调查医师的职称情况。职称情况与学历情况类似，公立医院中的高级医师，不论是副高还是正高医师，比重都明显多于民营医院。此外，民营医院中的初级医师占比超过 40%，而公立医院中初级医师只有 32%。

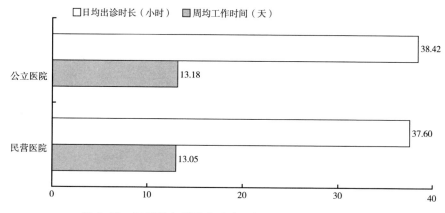

图 2-20　不同所有制医院受访医师平均年龄、工龄情况

数据来源：2021 年医师调查。

表 2-3　医院所有制与医师学历、职称交叉分析

医院类型	受教育程度					职称				合计
	大专以下	大专	本科	硕士研究生	博士研究生	初级职称	中级职称	副高级职	正高级职	
公立医院（人）	74	644	5989	3974	942	3748	4379	2390	1106	11623
百分比（%）	1	6	52	34	8	32	38	21	10	100
民营医院（人）	12	62	385	90	8	233	208	91	25	557
百分比（%）	2	11	69	16	1	42	37	16	4	100
合计（人）	86	706	6374	4064	950	3981	4587	2481	1131	12180
百分比（%）	1	6	52	33	8	33	38	20	9	100

　　图 2-21 呈现了公立医院与民营医院医师之间显著的收入差异。民营医院的受访医师中，超过 40% 的医师收入在 5000 元以下，而 35.19% 的医师收入在 5000～7500 元的区间内。收入超 7500 元的受访民营医院医师只有23.88%，而这一比例在公立医院医师中达到了 49.04%，后者是前者的 2 倍多。但民营医院的市场化程度更高，因此不同学历、职称医师的收入差距也更大。进一步考虑职称因素，民营医院中有超过 10% 的正高医师收入在 3万～5 万元，而这一比例在公立医院只有 6%。

　　从工作时间上看，民营医院医师的日均出诊时间达到了 8.16 小时，比

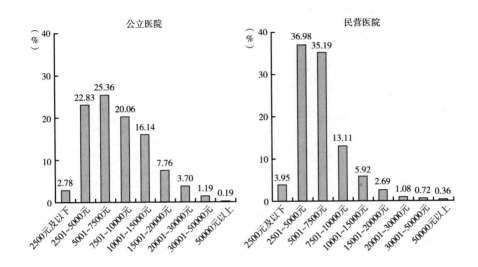

图2-21 不同所有制医院受访医师月收入情况

数据来源：2021年医师调查。

公立医院医师平均出诊时间略多0.39小时。而周均工作天数也达到了5.96天，比公立医院医师略多0.2天。这意味着受访的民营医院医师尽管收入明显低于公立医院医师，但他们承担的劳动同样甚至更加繁重。

综合上述分析可以看出，尽管国家已经通过开放"多点执业"制度、鼓励民营专科医院发展等举措，支持民营医院发展壮大，但本调查表明，至少从学历、职称与收入上看，我国的民营医院还与公立医院存在一定差距。

三　不同区域医院中的医师情况

在中国医师协会的组织和各省级医师协会的协助下，此次调研共覆盖了我国25个省份，其中东部省份10个，占总样本的36%，中部省份6个，西部省份9个（贵州、西藏和宁夏三省区医师暂未接受调查），以及东北省份3个。本节从所在区域的视角对各地医师的情况进行对比分析。

首先对性别、年龄和学历等基本信息进行分析。从图2-22可以看出，四地受访医师的性别比存在一定差异。东北和西部地区的男性医师占比较少，均不到 40%，其中东北三省的受访医师中，男医师占比只有 32.42%。东部和中部地区的男性医师占比略高，东部为 41.65%，中部为 42.43%。

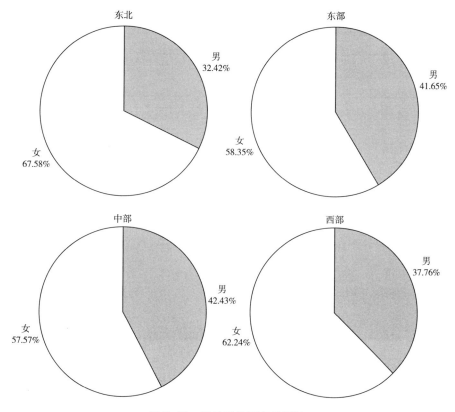

图 2-22　四地受访医师性别比

数据来源：2021 年医师调查。

从年龄工龄上看，如图 2-23 所示，在受访医师中，东北医师的平均年龄和平均工龄都最长，平均年龄为 39.19 岁，而平均工龄为 14.17 年；中部医师的平均年龄和工龄都最短，平均年龄仅为 36.99 岁，而平均工龄为 11.96 年。所以在受访医师中，东北医师平均比中部医师年长 2 岁，多工作两年。东部和西部地区医师的平均年龄都在 38 岁以上，工龄都约为 13 年。

接下来是学历和职称情况。如表 2-4 所示，地区的经济水平与医师受教育程度呈正相关关系，经济越发达的地区，受访医师的平均受教育程度越

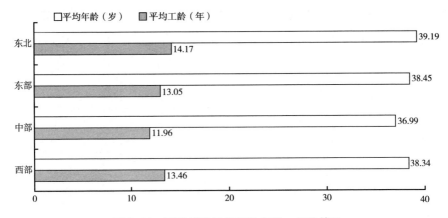

图 2-23 四地受访医师平均年龄、工龄情况

数据来源：2021 年医师调查。

高。经济发达的东部地区，受访医师中有研究生学历的医师比例显著高于其他地区。东部受访医师中，有硕士研究生学历的医师比重为 35%，超过约 33%全国平均比例；博士研究生学历医师占比则为 11%，超过约 8%的全国平均比例。受教育程度次高的是东北地区的受访医师，有 37%的医师有硕士研究生学历，是全国各地最高的，但只有 3%的医师有博士研究生学历。中西部受访医师的受教育水平相对较低，中部地区硕士研究生学历的医师占比为 29%，博士研究生学历的医师占比为 2%，均未达到全国平均水平。而西部地区有硕士研究生学历的医师占比 27%，有博士研究生学历的医师占比 4%，也未达到全国平均水平。

表 2-4 医院所在地与医师受教育程度、职称交叉分析

地区	受教育程度					职称				
	大专以下	大专	本科	硕士	博士	初级职称	中级职称	副高级职	正高级职	合计
东北（人）	23	67	967	670	62	640	535	380	234	1789
百分比（%）	1	4	54	37	3	36	30	21	13	100
东部（人）	30	338	3244	2391	775	2017	2738	1410	613	6778
百分比（%）	0	5	48	35	11	30	40	21	9	100
中部（人）	15	69	813	381	23	477	511	237	76	1301

地区	受教育程度					职称				
	大专以下	大专	本科	硕士	博士	初级职称	中级职称	副高级职	正高级职	合计
百分比(%)	1	5	62	29	2	37	39	18	6	100
西部(人)	18	232	1350	622	90	847	803	454	208	2312
百分比(%)	1	10	58	27	4	37	35	20	9	100
合计(人)	86	706	6374	4064	950	3981	4587	2481	1131	12180
百分比(%)	1	6	52	33	8	33	38	20	9	100

相比学历,四地受访医师的职称情况相对均衡。四地的副高医师占比均在 20% 左右,其中中部副高医师占比最低,为 18%。东北地区的正高级医师占比达到 13%,是中部地区的 2 倍。职称与学历的这一差距主要与职称评定制度有关。目前我国除了初级、中级医师职称采取"以考代评",由全国统一组织考试,而高级医师(包含副高与正高)的评聘权力集中在省级部门中,国家没有比例、数量方面的明文限制。在人社部、卫健委和国家中医药管理局 2021 年 8 月下发的最新意见中,甚至规定将高级医师的职称评审权限下放到了三级医院和省级疾控中心。因此各地医师的职称比例相对固定。

总体来看,东北和东部地区医师的学历与职称相较于中西部地区偏高,这在一定程度上折射出我国医疗资源的区域分布不均现象。医疗资源,尤其是医师资源是一个地区竞争力和综合实力的体现,如何提升中西部地区的医师水平,对于促进中西部地区的发展至关重要。

党和政府长期以来已经关注到高层次人才地区分布不均的现象,仍以职称评定为例,根据国家的最新规定,执业医师晋升为副高级职称的,应当有累计一年以上在县级以下或者对口支援的医疗卫生机构提供医疗卫生服务的经历。援外、援藏、援疆、援青等以及在重大突发公共卫生事件处置中表现优秀的卫生专业技术人员,同等条件下优先评聘。

图 2-24 呈现了四地医师的收入情况。总体来看,东北和中部医师的收入较低,超过 60% 的中部和东北医师的收入低于 7500 元,东北医师的收入

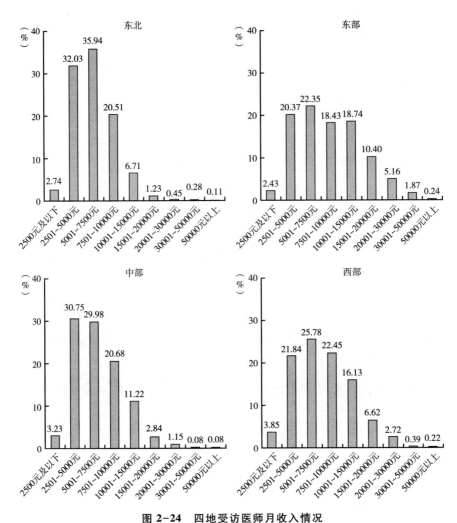

图 2-24 四地受访医师月收入情况

数据来源：2021 年医师调查。

尤其偏低，收入在 5000 元及以下的受访医师累计达到 34.77%。而收入在 10000 元以上的医师占比只有 8.78%，而这一数字在东部地区则为 36.41%。出人意料的是，西部地区的医师收入也比较高，西部受访医师中，月收入在万元以上的达到 26.08%，在中部，这一比例则是 15.37%。

可以看出，医师收入在不同地区存在明显差异，经济发达地区的医院医师收入较高，西部地区的医院医师收入也较高，反而是工业基础较好的东北地区，以及人口众多的中部地区医师收入水平较低，这意味着我们应该在提升医师整体收入的基础上，更具针对性地提升东北和中部地区的医师收入。对医师的收入的详细分析可以参考本书的第三章。

最后，图 2-25 呈现了各地医师的工作时间。中部地区受访医师的平均出诊时间最长，日均出诊时间达到 8.22 小时，周均工作超过 6 天。此外，西部地区受访医师的出诊时间也相对较长，超过了 8 小时，周均工作 5.84 天。东北地区的受访医师平均工作时间最短，但平均出诊也达 7.09 小时，周均工作天数也到达了 5.43 天。东部地区受访医师的日均出诊时间为 7.80 小时，周均工作 5.82 天。

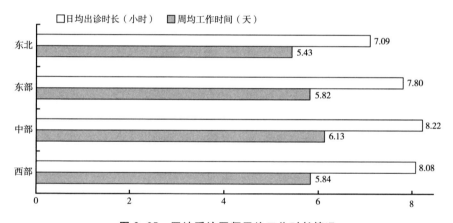

图 2-25 四地受访医师平均工作时长情况

数据来源：2021 年医师调查。

可以看出，各地医师都无法享受一周 40 小时工作制，超时超负荷劳动成为我国医师的工作常态。中部地区由于包括安徽、河南、湖北、湖南等人口超过 5000 万的大省，医师的工作负担是最大的，他们每天仅出诊就超过 8 小时，一周工作超过 6 天。

第三章

医师的收入情况

第一节　调查概况与样本概况

新冠肺炎疫情发生以来，广大医务工作者在第一线奋力抗疫，全社会都发自肺腑地感激、赞颂、理解、支持医务工作者的辛勤付出和艰苦工作。医师，是医务工作群体中的中流砥柱，也是人民群众健康事业的坚强守护者，为了让社会关注医师的状况、关心医师的健康，共同营造尊医重卫的社会风气，清华大学社会学系在中国医师协会人文医学专业委员会的支持下，于2020年12月针对全国各级医院开展问卷调查，力图深入了解医师们的工作感受、医患互动、工作时长等各方面信息。

本章将简要介绍医师们的收入情况，既包括客观的收入额度，也包括创收压力、工资满意度等主观感受。此外，我们将结合医师的学历、职称、工龄个人情况，以及所在科室、医院所有制、医院等级等单位状况，详细分析不同医师群体的收入情况。

第二节 医师收入基本情况

一 收入分布情况

课题组使用选择题的方式询问了医师的月收入区间。具体题目是"一般而言，我的月均总收入状况（包含基础工资、奖金津贴、其他收入等）"，作答情况如图3-1所示。

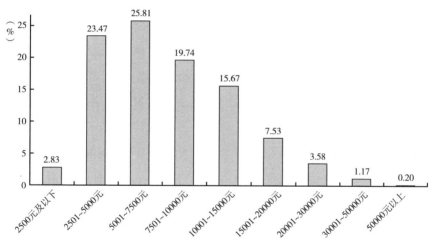

图 3-1 受访医师的月收入情况

数据来源：2021 年医师调查。

受访医师收入的中位数落在 5001～7500 元范围内。选择月收入在 5001～7500 元的医师比例最高，占比为 25.81%，其次是月收入在 2501～5000 元范围内的医师，占比为 23.47%。收入在 7501～10000 元的医师也占 19.74%。也有近三成的医师月薪过万，累计占比为 28.15%，其中月薪在 10001～15000 元的医师占比为 15.67%，15001～20000 元的医师占比为 7.53%，20001～30000 元的医师占比为 3.58%，月收入在 30001～50000 元的医师占比为 1.17%，还有 0.20% 的医师月

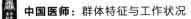

薪在 5 万元以上。需要注意的是，还有 2.83% 的受访医师的月收入不足 2500 元。

应用组中值估算的受访医师月收入中位数为 6250 元，均值为 8972 元。按照年薪计算，受访医师收入的年薪中位数为 75000 元，年薪均值为 107664 元。但需要注意的是，医师收入的中位数低于均值近三分之一，说明医师收入分布不均衡现象严重，医师间收入差距较大。少部分高收入医师拉高了医师收入的均值。

二 收入满意度与创收压力

课题组询问了医师们对自己月收入的"不满意度"——我们让医师选择自身情况与"我感到收入过低，与付出不匹配"的相符状况（见图 3-2）。有 25.48% 的受访医师认为收入过低、与付出不匹配完全符合自己的感受，32.01% 的医师认为这一陈述符合自己的感受，不符合或者完全不符合的累计占比不到一成，仅有 9.90%。

数据显示，受访医师平均每日会诊治 26 位病人，花费 7.79 小时，此外，他们平均每天还需要花费 1.53 小时用于科研，并且平均每周工作时间达到 5.79 天。特别地，有 21.11% 的医师表示自己一周 7 天都在工作。

在繁重的工作中，医师们还面临较大的创收压力。图 3-3 表明，44.41% 的医师认为创收压力大与自己感受相符或非常相符，41.44% 的医师对此表示"一般"，而仅有 14.16% 的医师认为"创收压力大"与自己的感受并不相符。

三 收入基本情况总结

我国的公立医院是非营利性质的事业单位，尽管是"国家单位"，但财政拨付的资金只占医院支出的一小部分。因此，医师收入中，很大一部分是与医院、科室业绩相关的绩效工资，医院创收越多，则医师的收入也就越高。

根据课题组的调查，共有 57.48% 的医师在平时从事与医师工作相关的

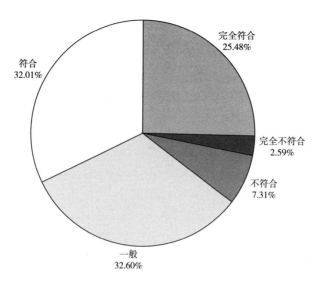

图 3-2 受访医师对"收入过低"的认同情况

数据来源：2021 年医师调查。

兼职工作，如在互联网医院兼职问诊或到民营医院兼职坐诊。只有不到10%的医师认为通过与工作相关的兼职工作获得额外报酬不符合自己的情况。课题组还询问了医师从事与工作无关的兼职工作情况，在高强度的问诊工作下，医师已经无力从事其他兼职工作，只有 7.07%的受访医师在从事与本业无关的兼职工作。总而言之，负重致远是受访医师们工作的基本状态，其间还承受着创收压力。他们以更高的学历要求、更高的求学时间成本，以每周工作超过 5 天、每天出诊近 8 小时的同时还要兼顾科研的工作强度，其月收入的中位数却低于全国非私营单位就业人员的月平均工资。①

本调查虽然并不是严格的随机抽样调查，但是询问的问题比较全面，问题涵盖医师的学历、职称、工作科室、单位性质等诸多方面，因此可以相对完备地分析受访医师的收入情况与职称高低、科室类别、医院性质有何关

---

① 根据国家统计局数据显示，2021 年全国城镇非私营单位就业人员年平均工资为 106837 元，月平均工资约为 8903.8 元，远超出本次调查中医师月收入的中位数 5001~7500 元区间。数据来源：国家统计局，http：//www.stats.gov.cn/tjsj/zxfb/202205/t20220520_ 1857628. html。

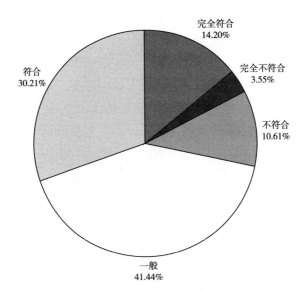

图 3-3　受访医师对"创收压力大"的认同情况

数据来源：2021 年医师调查。

联。例如可以检验不同学历、不同等级医院、不同地域医师的收入差异等。余下两节将从个人人力资本情况与单位情况两方面对医师收入进行交叉分析。

第三节　医师收入与个人人力资本交叉分析

本节首先分析医师的个人的年龄工龄、职称学历、工作科室等与收入的关联，这些变量都刻画了医师个人的人力资本情况，无疑会对收入产生显著影响。

一　分性别、分年龄的医师收入情况

首先呈现的是性别和收入的交叉分析。图 3-4 表明，不同性别的医师月均收入分布有差异：女医师收入在 5000 元及以下的比例为 29.23%，比男医师多出 7 个百分点。而收入在 10001～20000 元的比例是 21%，又比男医

师低 5 个百分点。在高收入群体方面，仅有 3.81% 的受访女医师月平均收入超过 2 万元，而这一比例在男医师中则是 6.67%，接近女医师的 2 倍。卡方检验的结果也证实了图 3-4 的直观结论，至少从统计学的角度看，男医师的月收入较女医师而言显著偏高。

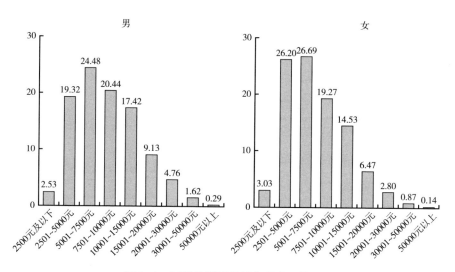

图 3-4　不同性别受访医师月收入情况

数据来源：2021 年医师调查。

然而，受访的女医师反而对自己的收入相对满意。认为收入与付出不匹配完全符合自己状态的男医师有 31.05%，但女医师只有 21.83%。这说明受访的男女医师尽管收入差距较大，但收入更低的女医师反而对自己的收入较为满意。男女医师在客观收入以及主观收入满意度上的差异，与前文提到的《中国医师执业状况白皮书》得到的结果类似。

图 3-5 呈现了不同收入组医师的年龄与工龄情况。该图呈现明显的阶梯状分布，高收入组的医师平均年龄、工龄都会更高。因此可以说，医师的年龄、工龄与收入呈正相关关系。收入在 2500 元及以下的受访医师的平均年龄不到 30 岁，平均工龄只有 6.83 年，而月薪超过 3 万元的医师，则是年龄 46 岁以上，工龄超过 20 年的老医师。这表明，医师是典型的"越老越吃香"的行业。但反过来看，提升年轻的住院医师、主治医师的工资，也非

常必要。长时间的医学专业训练已经让他们比同龄人更晚步入社会，面临的养老育儿等方面的压力很大，课题组认为，保障不再年轻的"青年医师"的收入和社会生活，是健康中国建设不可或缺的一环。

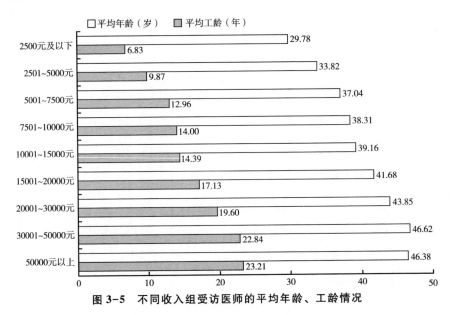

图3-5 不同收入组受访医师的平均年龄、工龄情况

数据来源：2021年医师调查。

二 分受教育程度、分职称的医师收入情况

受教育程度和收入也呈明显的正相关关系。图3-6以组中值作为该组的代表值对不同受教育程度受访医师的平均月收入进行呈现，结果表明，受教育程度越高的受访医师，其收入显著更高。

可以看到，大专以下医师的平均月收入为4854.65元，而硕博研究生学历医师平均月薪都超过了10000元。博士研究生学历的医师更是高达15888.16元。本科学历的受访医师月收入大致为7722.98元，处于平均水平。

此外，职称对医师的收入也有重要影响（见图3-7）。与受教育程度情况相似，不同职称的医师也存在显著的"收入阶梯"。初级医师平均月收入仅6068.51元，而正高医师的平均月收入高达15380.19元，比前者高出近10000元。

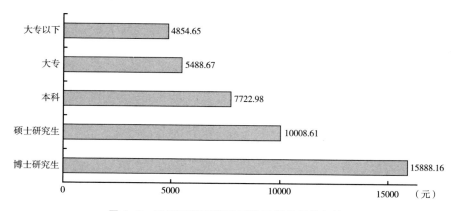

图 3-6　不同受教育程度受访医师的月收入情况

数据来源：2021 年医师调查。

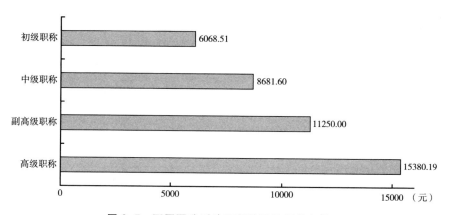

图 3-7　不同职称受访医师的平均月收入情况

数据来源：2021 年医师调查。

三　分科室的医师收入情况

影响医师收入的，除了个人的受教育程度、职称等"人力资本"要素外，还包括医师所在的科室这一关键因素。如前所述，公立医院医师收入的重要组成部部分是绩效工资，而科室是医院最基本的组成单元，通常也是创收和分配的基本单位。例如王清波等撰写的《福建省尤溪县公立医院薪酬激励机制改革研究》一文指出，尤溪县医院就采取了以科室为核心的绩效计算制度。在年薪制的基础上，医师队伍首先以科室为单位进行工分计算和薪资分配，再在科室内部根据医疗小组和医师个人进行逐级分配。此外，尤溪县还要求以科室成本核算、患者满意度等指标纳入"奖惩工分"范畴，对各个科室的收入绩效进行调节计算。

图 3-8 就展现了本调查中不同科室医师的平均工资。需要说明的是，图中的科室排除了中西医结合医学科、传染科、职业病科等 7 个样本数较少（参访人数均不足 100 人）的科室。

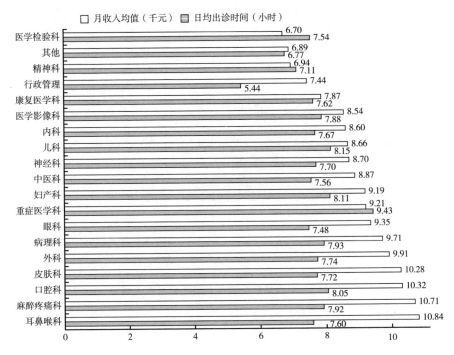

图 3-8 不同科室受访医师的月收入与出诊时长情况

数据来源：2021 年医师调查。

可以看出，平均月薪超过 10000 元的科室仅有皮肤科、口腔科、麻醉疼痛科和耳鼻喉科四个，外科受访医师的月薪也有 9914 元，位列第五。低收入方面，医学检验科的受访医师月均总收入最低，仅为 6703 元。理疗科、特需诊疗中心等直接接触病人但不便归类的其他科室受访医师月均收入也仅为 6887 元。收入较低的科室还有精神科、康复医学等。此外，院办、后勤管理等后勤管理部门的部分工作人员（共 93 名）也参与了调查，他们的平均月薪为 7437 元，排名倒数第 4。

进一步，图 3-8 还呈现了各科室日均出诊时间。可以看出，医师的收入与工作时间并不严格相关。出诊时间最长的重症医学科，收入仅仅位列中游。而收入最高的耳鼻喉科、口腔科等科室，工作时间却相对较短。这从一个侧面反映了医师收入分配中的不均衡问题。

本调查还询问了医师对"感受到较大创收压力"这一表述的看法。图 3-9 呈现了各科室医师认为上述表述与自己的工作感受"符合"或"完全符合"的比值，据此我们能从一定程度上看出不同科室医师主观上的创收压力。

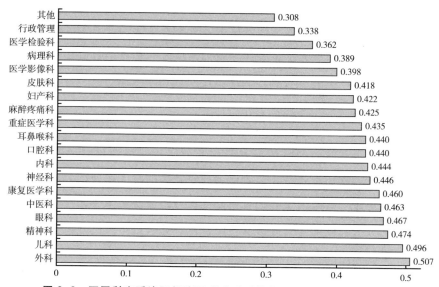

图 3-9 不同科室受访医师认可"感受到较大创收压力"的比值情况

数据来源：2021 年医师调查。

可以看出，受访的外科医师感受到的创收压力最大，超过一半的外科医师认为自己在工作中感受到了较大的创收压力。而特需门诊、理疗科等其他科室，以及院办、后勤等行政管理科室的医师则没有太大的创收压力。从总体上看，医院内部各科室都普遍存在创收任务，在大多数科室中，都有超过40%的医师存在不同程度的创收压力。普遍的创收压力与参差的收入水平，无疑是影响医师们工作满意度的重要原因。

第四节　医师收入与医院性质、级别等交叉分析

根据前文对医师收入政策的分析可以推论，医院本身的"创收能力"对医师个体的收入水平有决定性作用——同样学历、同样职称的医师，倘若在不同的医院中工作，其收入显然也会有较大的差异，因为各个医院的患者数量不同，获得的收入也不同。可以说，医师个体的学历、职称等人力资本因素，在很大程度上是通过医院这一中介机制对收入产生影响的，换言之，不同学历的医师通过选择不同类型、不同等级的医院执业，从而获得了不同的收入。因此本节将重心放在医院层次，查看各个级别、各个区域和各种所有制类型医师收入的整体水平差异。我们将从公立私营，省市县三级以及东西中东北四地等三个角度对收入差异进行分析。

一　省市县三级医院医师收入对比

决定医院盈利能力的首要因素是医院的级别。级别越高的医院患者越多，能够诊疗的疾病越复杂，因此也就拥有越高的收入。课题组将医院直接分为从社区诊所、乡镇卫生院到省市县，以及国家级医院等各个级别。本次调查的大部分受访医师来自省市县三级医院，并且以市级医院占比最大。国家、省市县三级医院累计占比超过90%，因此本节将分析各个级别医院中医师收入的差距。

我国的医院基本划分主要遵循"分级诊疗"体系。所谓分级诊疗，就是在诊疗过程中按照疾病的轻、重、缓、急，由不同级别医院治疗不同疾病的政策。分级诊疗要求各级各类医院形成联动，按患者病情的变化情况进行及时便捷的双向转诊，切实保障医疗资源的良好配置。分级诊疗的目的，简

单而言就是建立"小病进社区、大病进医院"的有序就医格局。

实施分级诊疗，重点在基层。只有基层的卫生服务机构切实提升业务能力，才能让患者真正放心地就近就医。因此，国务院办公厅下发的《关于推进分级诊疗制度建设的指导意见》就明确提出，要"全面提升县级公立医院综合能力。根据服务人口、疾病谱、诊疗需求等因素，合理确定县级公立医院数量和规模。按照'填平补齐'原则，加强县级公立医院临床专科建设，重点加强县域内常见病、多发病相关专业，以及传染病、精神病、急诊急救、重症医学、肾脏内科（血液透析）、妇产科、儿科、中医、康复等临床专科建设，提升县级公立医院综合服务能力"。改革的目的是将绝大多数患者留在县内，"将县域内就诊率提高到90%左右，基本实现大病不出县"。

但治病是关系人们身体健康的重要事情，因此患者总是自然地倾向级别更高、设备更好的医院进行诊疗——哪怕只是简单的小手术、小疾病。长此以往，就造成了大医院、三甲医院医疗负荷重，而基层医院，尤其是乡镇卫生院由于没有患者而日益凋敝的现象。

医院的核心是人才，除了要提升基层医院的专科建设外，还要更多的医师留在县内，留在社区卫生服务中心、乡镇卫生院和县医院中。因此，国务院办公厅在上述意见中明确表示，要"建立完善利益分配机制。通过改革医保支付方式、加强费用控制等手段，引导二级以上医院向下转诊诊断明确、病情稳定的慢性病患者，主动承担疑难复杂疾病患者诊疗服务。完善基层医疗卫生机构绩效工资分配机制，向签约服务的医务人员倾斜。"

从本次调查中看，经过五年的努力，各级各类医院在人员配置方面已经比较均衡，县医院中本科医师已经占了绝大多数（73%），并且有相当比例的硕博研究生医师（15%），而从级别上看，一级二级医院也有了相当比例的硕士研究生医师。详细的人员配置可以参考本书第二章。

但是从收入看，各级医院中医师的收入水平还存在非常显著的差异。如图 3-10 所示，乡镇卫生院的受访医师平均月薪为 7120 元，县医院医师受访医师月薪则接近 8000 元，市医院受访医师的月薪为 8560 元，而省医院受访医师平均月薪过万，达到了 11390 元，国家级医院医师的平均月薪则超过 12000 元。

造成这一明显差距的原因还是前文所述以医院为单元的收入分配政策。基层卫生院和一般县医院只服务于本乡本县的患者，治疗一些基础的疾病，因此医院的收入较少，分配给医师的绩效工资也就更少。

然而治疗轻症疾病并不意味着乡镇医院医师们的工作更加轻松。图 3-10 还呈现了五级医院医师的出诊时间，可以看出，乡镇卫生院的受访医师们仅仅有 7000 余元的平均月收入，但他们承担了比国家级医院医师们更加繁重的工作，平均每天出诊时间超过了 8 小时。

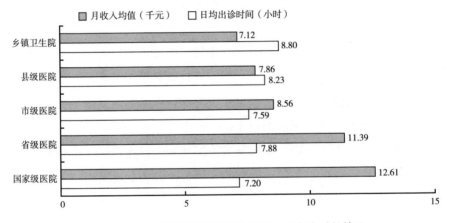

图 3-10　五级医院受访医师的月收入和出诊时长情况

数据来源：2021 年医师调查。

图 3-11 则反映了受访医师对收入的主观评价。可以看出，五级医院都有超过 4 成受访医师认为自己在工作中感受到了较大的创收压力，而另一方面，收入最高的国家级医院受访医师们却反而对自己的收入最不满意。

进一步分析医师每日的工作情况（见图 3-12），可以看出，每个病人的平均诊疗时间随医院等级的提升而增加。国家级医院的受访医师平均诊疗用时最长，为 21.28 分钟。而乡镇医院的受访医师的平均诊疗用时相对较短，仅为 15.17 分钟。结合前文对分级诊疗的讨论可以看出，经过层层分级而选

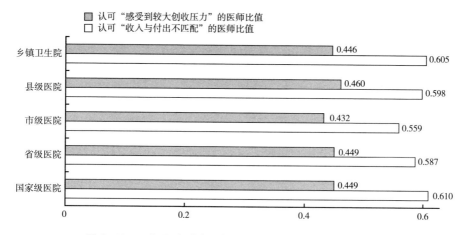

图 3-11 五级医院受访医师的创收压力与收入满意度情况

数据来源：2021 年医师调查。

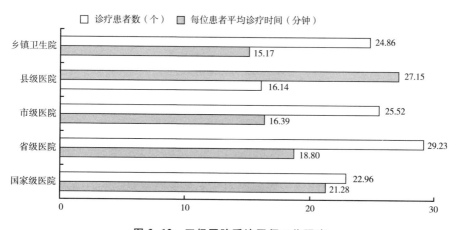

图 3-12 五级医院受访医师工作强度

数据来源：2021 年医师调查。

择到国家级医院中就医的患者们，大多病情严重，需要复杂的诊疗和手术操作，省医院、国家级医院的高级别医师们面对这些病人，往往需要付出大量时间和精力，加上他们往往有更高的学历水平（硕博研究生医师累计占比超过 70%），而所供职的省医院、国家级医院往往坐落在工资、消费水平都较高的大城市，因此对收入的需求也就会更高更敏感。

如何在提升基层医务工作者的薪资待遇，既是深化医改的要求，也是追求共同富裕、提升社会公平的必由之路。

二 公立民营医院的医师收入对比

除了级别之外，公立民营两类医院在盈利能力方面也有显著区别。本次调查共覆盖了 557 名民营医院医师，民营医院的范围包括私营医院、外资医院和混合所有制医院，这部分医师的占比为 4.57%，而公立医院的受访医师占比高达 95.43%。一方面，这与本调查所采用的抽样方式有关——课题组主要通过医师协会下发问卷，而医师协会在公立医院中的影响力较大。但另一方面，我国的大部分医师就职于公立医院中，根据 2020 年度卫生健康事业统计公报，我国有 148.2 万名卫生技术人员就职于民营医院中，占全国的 13.87%。

图 3-13 呈现了公立和民营医院中医师的收入情况。两类医院都有接近半数的医师收入集中在 5001~10000 元区间内。但民营医院的高收入医师更少而低收入医师更多：民营医院有四成受访医师月收入在 5000 元以下，但在公立医院中，这一比例仅有 25.61%。高收入方面，民营医院仅有 10.77%的医师收入在 10000 元以上，而公立医院这一比例高达 28.98%。

医师薪资在一定程度上能够说明公立和民营两类医院的发展状况。根据社会科学文献出版社出版的《中国民营医院发展报告（2020）》介绍，当前我国民营医院整体数量多、个体规模小，服务能力弱、发展艰难的情况并未发生根本性转变，相较于公立医院还比较弱势。

根据前一节的统计分析结果，医师收入与学历、职称等个人人力资本情况高度相关。更高的收入或许意味着公立医院的医师有更高的学历和职称。

表 3-1 证实了如上判断。从学历看，民营医院中硕博研究生学历的医师的比重比公立医院显著要少，在受调查的民营医院医师中，硕士研究生学历的医师的绝对比重比公立医院少 18%，博士研究生学历的医师比公立医院少 7%，如果考虑相对比重，那么公立医院的硕士研究生学历的医师是民营医院的 2 倍，而博士研究生学历的医师是民营医院的 8 倍。该表同时呈现

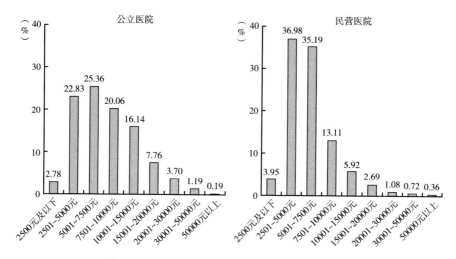

图 3-13 公立和民营医院受访医师的月收入情况

数据来源：2021年医师调查。

了两类医院的受调查医师的职称情况。职称情况与学历也类似，公立医院中的高级医师，不论是副高级还是正高级医师，比重都明显多于民营医院。此外，民营医院中的初级医师占比42%，而公立医院中初级医师只有32%。

表 3-1 医院所有制与医师学历、职称交叉分析

医院类型	受教育程度					职称				
	大专以下	大专	本科	硕士研究生	博士研究生	初级职称	中级职称	副高级职	正高级职	合计
公立医院（人）	74	644	5989	3974	942	3748	4379	2390	1106	11623
百分比(%)	1	6	52	34	8	32	38	21	10	100
民营医院（人）	12	62	385	90	8	233	208	91	25	557
百分比(%)	2	11	69	16	1	42	37	16	4	100
合计（人）	86	706	6374	4064	950	3981	4587	2481	1131	12180
百分比(%)	1	6	52	33	8	33	38	20	9	100

由于更为缺乏国家财政支持，民营医院的医师们也面临着较大的创收压力，如图3-14所示，民营医院有48%的受访医师认为自己感受到了创收压

力，相比之下，这一比例在公立医院中为 44%。此外，民营医院的医师也更容易感到自己的付出与收入不匹配，可以看出，认可"收入与付出不匹配"的民营医院医师占比为 60%，相较公立医院医师的 57% 要更高。

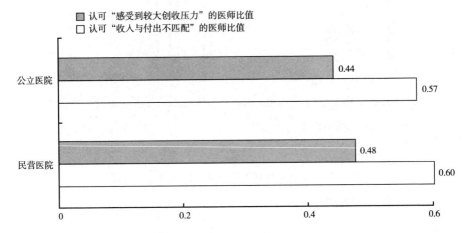

图 3-14　公立和民营医院受访医师的创收压力与收入满意度情况

数据来源：2021 年医师调查。

2020 年，我国共有 23524 家民营医院，占全国医院数目的 66.46%，提供了 2040628 张床位，① 是我国卫生事业的重要组成部分。但医师们收入相对低、创收压力大，由此造成收入满意度相比公立医院的医师低。这是我国医疗事业发展中面临的一大问题。

三　不同区域医院的医师收入

最后一节从区域的角度对在不同区域工作的受访医师收入进行分析。本次调查覆盖了东中西部和东北四大区域共 28 个省份，对各区域的医师收入进行分析，有助于理解医师这样一份职业是如何镶嵌在地区的经济社会状况中的。

从总体收入的均值看，四地受访医师的平均月收入差异显著。收入最低

---

① 数据来源：2021 年《中国卫生健康统计年鉴》。

的是东北地区的受访医师，他们的平均月收入只有 6598 元，只相当于收入最高的东部地区受访医师的 65%。中部和西部地区的医师平均月收入分别是 7126 和 8540 元，都在 8972 元的平均月收入之下。而从中位数上看，东部地区医师的收入中位数达到 7501～10000 元这一区间，而其他四地均在 5001～7500 这一区间内。这表明，倘若不考虑区域差异，只笼统地谈全国医师收入的"平均值"，很容易造成"被平均"的现象。

医院等级对创收能力、医师收入有决定性作用。图 3-15 控制了医院等级这一关键变量，以此对比四地同一等级医院中受访医师的收入情况可以看出，即便是在相同级别医院中工作的医师，东部地区的受访医师们收入的也要显著高于其他三地的医师。

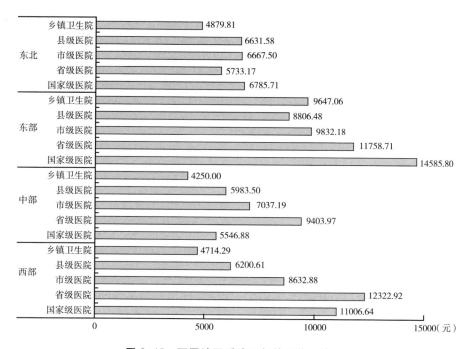

图 3-15 不同地区受访医师的月收入情况

数据来源：2021 年医师调查。

只看受访人数较多的县医院情况，在中部、西部和东北地区县医院工作的受访医师平均月薪都在 6000 元左右，但在东部县医院中工作的受访医师平均月薪接近 9000 元——是东部地区内五个等级中收入最低的。

图 3-16 呈现了医师们的创收压力和主观收入满意度。可以看出，东部地区的医师尽管收入最高，但创收压力也较大，并且对收入的满意度也比较低。

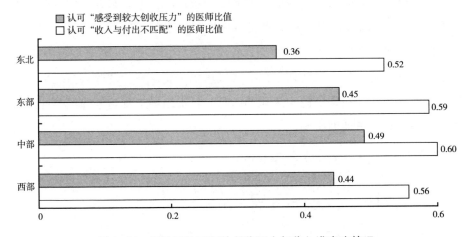

图 3-16　四地受访医师的创收压力与收入满意度情况

数据来源：2021 年医师调查。

图 3-17 呈现了各地省医院中医师的问诊情况。可以看出，东部地区省医院的受访医师每日的出诊时间尽管不是最长，但他们每天需要接诊的患者却很多，平均超过 30 名。图 3-17 还有助于理解中部地区的医师为何对收入的满意度如此低。中部省区的医师们每日的诊疗人数最多，平均达到了 31 名，并且每位患者需要耗费医师们超过 20 分钟的诊疗时间。

医疗事业无疑是嵌套在社会中的，省级医院接纳的患者的范围遍及全省。省区的经济社会状况直接决定了省级医院医师的工作情况。本报告中"中部省区"的范围包括山西、安徽、江西、河南、湖北和湖南六省。六省中，安徽、河南、湖北、湖南四省人口均超过 5000 万，都是不折不扣的人口大省，因而可能造成这些受访医师们工作时间长、诊疗患者多。进一步，从人均GDP 看，这几个省份的经济发展水平居于全国中下游，经济发展水平影响了患者的支付能力，也就可能影响了医院的创收能力和医师的收入情况。

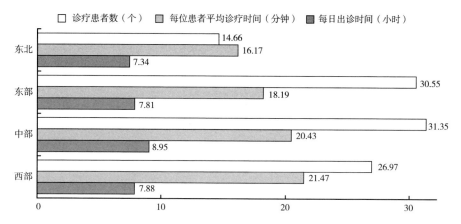

图 3-17　四地省级医院受访医师的工作强度情况

数据来源：2021 年医师调查。

第四章

医师的工作环境

第一节　医疗资源的投入与分配

一　我国医疗支出的基本情况

近些年来，我国对医疗卫生的财政投入持续增加，其中绝大部分由地方财政支持，平均占比为98.77%；中央财政医疗卫生支出平均仅占1.23%，但呈现了明显的U曲线增长趋势：在2016年降至最低值0.68%后，医疗卫生财政支出中中央财政支出的占比于2020年达到了新高1.78%。[①] 由此可以推测，尽管现阶段中央财政在我国国家财政医疗卫生支出中的占比较低，未来仍有较大可能逐步提升。

在国家层面，2007~2020年我国财政医疗卫生支出逐年上涨，占国家财政总支出的比例呈波动上涨趋势，平均为6.14%；增长率则呈波动下降趋势，平均为19.60%。在中央层面，该时期我国中央财政医疗卫生支出在经历短暂的波动下降后实现了迅速上涨，占中央财政总支出的比例呈波动上涨趋势，平均为0.46%，远低于国家层面；增长率呈波动变化趋势，平均为

---

① 数据来源：国家统计局网站，https://data.stats.gov.cn/。

21.66%，略高于国家层面。与国家层面和中央层面基本一致，在地方层面，2007~2020 年我国地方财政医疗卫生支出上涨的势头十分明显，占地方财政总支出的比例呈波动上涨趋势，平均为 7.23%；增长率呈波动下降趋势，平均为 19.61%。[①] 这一发展趋势表明，未来医疗卫生支出在我国地方财政支出中的占比仍有很大概率继续扩大。

地方层面上，具体到各省（自治区/直辖市）的数据，不同地区的医疗财政支出存在明显的差异。2020 年，我国省级医疗卫生财政支出最多的前三位是广东省（1772.99 亿元）、河南省（1085.39 亿元）和山东省（1045.5 亿元），而宁夏回族自治区、西藏自治区和青海省则分别以 118.57 亿元、144.37 亿元和 172.09 亿元的支出位列后三位。[②] 可以看到，我国省级单位的医疗投入之间存在巨大的不平衡，投入最多省份的医疗卫生财政支出可以达到投入最少省份的近 15 倍。一方面，这与各地区本就发展不平衡的经济水平密切相关，另一方面，也与各地区存在明显差异的人口数量、结构和自然社会环境有关。从发展速度上来说，2007~2020 年，我国医疗卫生财政支出增长最快的省级单位是海南省，2020 年海南省的医疗卫生财政支出是 2007 年的 17.66 倍，这与其本来就较小的经济体量与近年来国家政策的大力支持有关；湖北省、重庆市分别以 15.42 倍和 12.79 倍位居增速最快的第二、第三位，其中湖北省医疗卫生财政支出的迅速增长与 2020 年新冠肺炎疫情的发生有密切关联，该年度湖北省的医疗卫生财政支出同比增长了69.44%，远超中国的其他省份。在所有省份中，北京市、天津市和上海市的医疗卫生财政支出增长最为缓慢，与 2007 年的数据相比，2020 年这三个直辖市的医疗卫生财政支出分别增长了 4.09 倍、4.30 倍和 5.14 倍。[③] 当然，财政支出增速较慢并不意味着这些省级单位的医疗发展水平落后，这与它们本来就庞大的医疗卫生财政支出基础有关。

---

① 数据来源：国家统计局网站，https：//data. stats. gov. cn/。
② 数据来源：国家统计局网站，https：//data. stats. gov. cn/。
③ 数据来源：国家统计局网站，https：//data. stats. gov. cn/。

二 医疗资源分配的个体感受

随着我国医疗投入的不断扩大，系统内部的医疗资源分配很可能产生变化，医师个体对其的感受也不尽相同。我们调查了 12180 名医师对工作环境中医疗资源分配的感受，他们对"我的工作环境中存在着医疗资源（如床位、手术和检查排队、稀缺医疗资源等）分配不均衡"这一表述的回答为"完全不符合""不符合""一般""符合""完全符合"五类，分别编码为 1~5，通过计算各个地区、医院类型、医院等级、医院科室和医师职称群体在对这一问题回答的均值就可以比较各类别之间存在的差异。均值越高，代表这一类别的群体对医疗资源分配不均衡的认同感就越高。

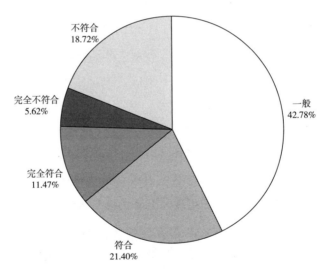

图 4-1 受访医师对医疗资源分配不均衡的认同情况

数据来源：2021 年医师调查。

图 4-1 的数据显示，接近 1/3 的被访医师觉得自己所处的工作环境中存在医疗资源（如床位、手术和检查排队、稀缺医疗资源等）分配不均衡，42.78% 的医师对这一表述的认同感一般，仅有 5.62% 的医师认为自己的工作环境中完全不符合这种情况。

就地区来看，总体上投入与资源越丰富，分配就越难以均衡。数据结果表明（见图4-2），东部地区的医师对医疗资源分配不均衡的感知最高，均值达到了3.21，其次为中部地区和西部地区，均值分别为3.19和3.13，东北地区的医师对此的感知最低，均值为2.86。

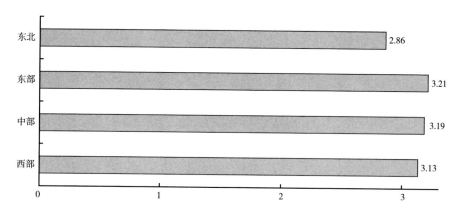

图4-2　不同地区受访医师对医疗资源分配不公的感受情况

数据来源：2021年医师调查。

就医院类型来看（见图4-3），专业或面向群体相对单纯的妇幼保健医院和大学附属医院中，医师们对医疗资源分配不均衡的感知度较低，这两类医院医师回答的均值为2.50和2.64。就医院等级来看，公平程度与医院等级呈现正相关，如图4-4所示，在等级越高的医院工作，医师们就越不认为自己的工作环境中存在医疗资源分配不均衡的现象，三级甲等医院的医师回答的均值仅为3.11，而一级医院的医师回答的均值达到了3.50。

就医院科室来看（见图4-5），职业病科、结核病科、中西医结合医学科等对医疗资源需求高的科室的医师对资源分配不均衡的感知明显较高，在这三类科室工作的医师回答的均值分别为4.00、4.00和3.60，而营养科、行政管理和"其他"科室涉及医疗资源争夺的可能性明显较低，医师们对此的感知也没那么敏感，回答的均值分别仅为2.78、2.86和2.90。最后，就职称来看（见图4-6），副高级职称的医师感知到的医疗资源分配不均衡现象最为严重，回答的均值为3.28，正高级职称的医师次之，回答的均值

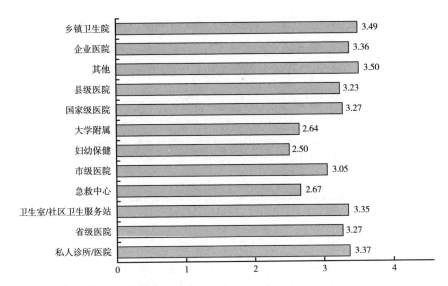

图4-3　不同类型医院受访医师对医疗资源分配不公的感受情况

数据来源：2021年医师调查。

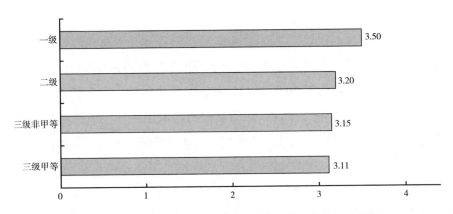

图4-4　不同等级医院受访医师对医疗资源分配不公的感受情况

数据来源：2021年医师调查。

为 3.27，而较低职称的医师很可能由于工作时间短、涉及核心医疗业务的程度低，所报告的分配不均衡感知相对较低，中级职称和初级职称的医师回答的均值仅为 3.19 和 2.96。

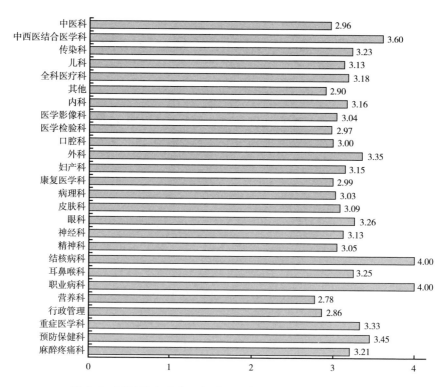

图 4-5 不同科室受访医师对医疗资源分配不公的感受情况

数据来源：2021 年医师调查。

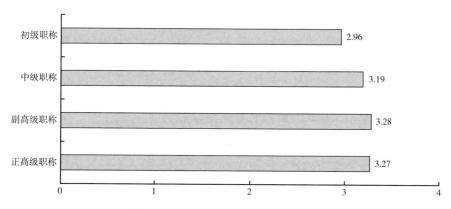

图 4-6 不同职称受访医师对医疗资源分配不公的感受情况

数据来源：2021 年医师调查。

第二节　组织制度的制定与完善

制度规则是医师工作环境中不可忽视的重要组成部分，它的制定过程、完善与否在很大程度上影响着医师们的工作态度与工作表现。我们从制度制定的个体参与、医师们对成长与晋升制度以及休假制度的看法入手，考察了医师工作环境中制度的制定与完善程度。

一　制度制定的个体参与

我们调查了医师们对"我的工作环境中，很少能够参与组织制度的制定"这一表述的认同度，他们的回答分为"完全不符合""不符合""一般""符合""完全符合"五类，分别编码为1~5，通过计算各个地区、医院类型、医院等级、医院科室和医师职称群体在对这一问题回答的均值就可以比较各类别之间存在的差异。均值越高，代表这一类别的群体对工作环境中缺乏制度制定的个体参与的认同感就越高。

数据结果表明，医师们在制度制定的过程中参与程度并不高，在大部分时间中都扮演着服从者这一角色。如图4-7所示，接近1/2的医师认为自己很少能够参与组织制度的制定，34.05%的医师对这一表述的认同感一般，仅有4.80%的医师对此表示了完全的否定。就地区来看（见图4-8），中部地区的医师在工作中最为被动，也最为认同自己很少能够参与组织制度的制定，他们回答的均值为3.49；其次为东部地区和西部地区医院的医师，他们在此项的回答均值分别为3.46和3.36；而东北地区的医师认为自己参与制度制定的程度相对较高，回答的均值仅为3.13。

就医院类型来看（见图4-9），除"其他"外，省级医院和国家级医院的医师，在此项回答的均值分别为3.54和3.53；而急救中心和妇幼保健医院的医师认为自己在制度制定的过程中参与程度相对较高，回答的均值为2.67和3.10。

就医院等级来看，等级高低和制度制定的参与感之间并无明显相关性。

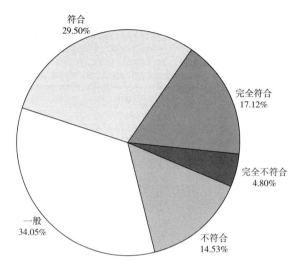

图 4-7 受访医师对很少能参与组织制度的制定的认同情况

数据来源：2021 年医师调查。

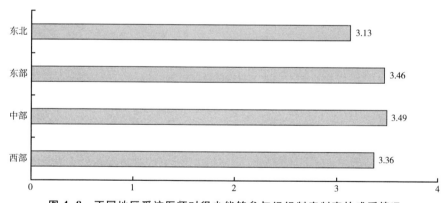

图 4-8 不同地区受访医师对很少能够参与组织制度制定的感受情况

数据来源：2021 年医师调查。

图 4-10 所示，一级医院的医师最为认同自己很少能够参与组织制度的制定，报告的均值为 3.48；其次为三级非甲等和三级甲等医院的医师，二者在此项回答的均值分别为 3.41 和 3.40；而二级医院的医师对参与制度制定的认同感相对较低，报告的均值为 3.37。就医院科室来看（见图 4-11），中西医结合医学科、结核病科和外科的医师较为认同自己在制度制定中的低

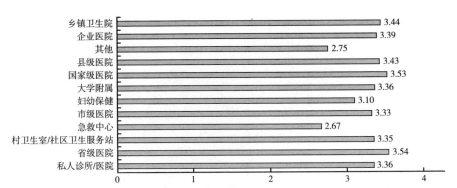

图4-9　不同类型医院受访医师对很少能够参与组织制度制定的感受情况

数据来源：2021年医师调查。

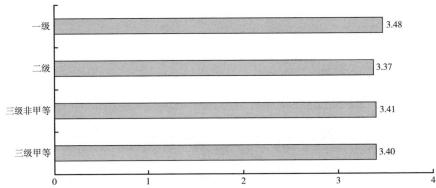

图4-10　不同等级医院受访医师对很少能够参与组织制度制定的感受情况

数据来源：2021年医师调查。

参与感，他们回答的均值分别为4.20、4.00和3.59；而行政管理科的医师此项回答的均值仅为2.45，即在所有科室当中他们报告的制度制定过程中的参与感是最高的，显然这与行政管理科本身的科室性质以及工作内容密不可分；同样地，营养科和职业病科的医师对"很少能够参与组织制度的制定"的认同感也相对较低，他们报告的均值分别为2.85和3.00。最后，就职称来看（见图4-12），副高级职称的医师认为自己的制度制定参与感平均最低，此项回答的均值为3.57；中级职称和正高级职称的医师次之，回答的均值分别为3.51和3.44；而初级职称的医师所报告的组织制度制定的参

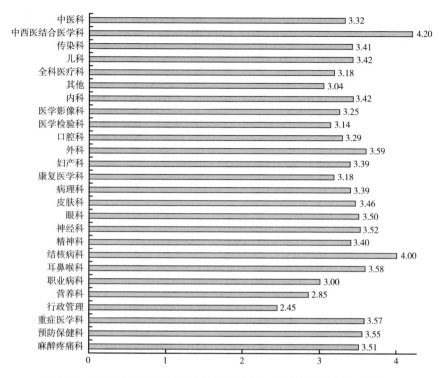

图 4-11　不同科室受访医师对很少能够参与组织制度制定的感受情况

数据来源：2021 年医师调查。

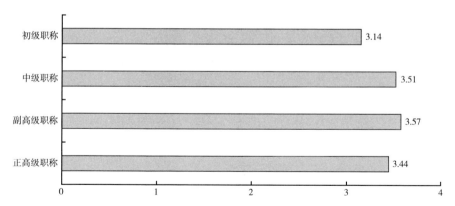

图 4-12　不同职称受访医师对很少能够参与组织制度制定的感受情况

数据来源：2021 年医师调查。

与感反而最高，对该项表述的认同的均值仅为3.14，这很可能与低职称医师们初入职场敢想敢做、愿意参与的"主人翁"精神有关。

二 人才培养与晋升制度

人才培养是当前我国医疗事业发展中的重中之重，特别是对于一些较低层次的医院来说，如何制定完善的制度来吸引人才、培育人才、激励人才，将是一个不小的挑战。有地级市二级甲等医院的书记在提到当前工作中的难点时就曾表示："最大的（问题）是学科建设、人才培养，这些人都不行。没有可用之才，没有可用之人，人才缺乏，所以必须得赶快的，请进来培养，走出去让他们进修、学习。"（DT202102XZY）

我们调查了医师们对"我的工作环境中有充分的培训、成长机会"这一表述的认同度，他们的回答分为"完全不符合""不符合""一般""符合""完全符合"五类，分别编码为1~5，通过计算各个地区、医院类型、医院等级、医院科室和医师职称群体在对这一问题回答的均值就可以比较各类别之间存在的差异。均值越高，代表这一类别的群体对工作环境中培训成长机会充分的认同感就越高。如图4-13的数据显示，接近40%的被访医师

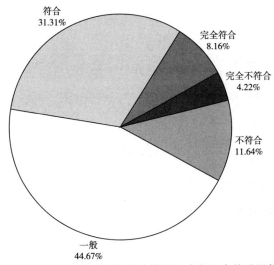

图4-13 受访医师对有充分的培训、成长机会的认同情况

数据来源：2021年医师调查。

认为自己有充分的培训和成长机会，44.67%的医师对这一表述的认同感一般，仅有4.22%的医师对此表示了完全的否定。

就地区来看（见图4-14），东北地区的医师对自己有充分的培训和成长机会认同感最高，他们回答的均值达到了3.32，其次为西部地区和东部地区的医师，回答的均值分别为3.29和3.27，而中部地区的医师对此的回答均值仅为3.22，说明他们的认同感最低。在于医师们的访谈中我们了解到，较少的培训机会很可能与医师数量少、工作繁忙有关。中部地区一家三级甲等综合医院的F大夫就表示："医院也提倡出去学习，但是因为你的实际工作压力，不能出去学习，因为咱们科室大夫少。我一走的话人家别的大夫的压力更大，三两个大夫值班，这个就不太合适，在这方面可能会欠缺一些。"（DT202102FMY）

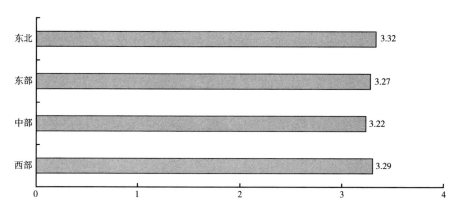

图4-14 不同地区受访医师对有充分的培训、成长机会的感受情况

数据来源：2021年医师调查。

接下来，如图4-15所示，就医院类型来看，大学附属医院的医师觉得自己的培训成长机会最多，回答的均值达到了3.36，这体现了他们工作单位挂靠科研院所的优势，国家级医院和急救中心的医师次之，他们回答的均值分别为3.35和3.33，而妇幼保健医院的医师认为自己的培训成长机会相对较少，回答的均值仅为2.80。就医院等级来看，高等级医院的医师的培训成长机会基本上要多于低等级医院的医师，如图4-16所示，三级甲等医院的医师最为认同自己能得到充分的培训成长机会，他们回答的均值为 3.33；其次为二级、三级非甲等医院的医师，回答的均值分别为 3.18 和 3.14，相较而言一级医院的医师对此的认同感最低，他们回答的均值仅为 3.06。

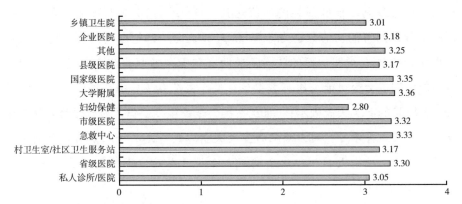

图 4-15　不同类型医院受访医师对有充分的培训、成长机会的感受情况

数据来源：2021 年医师调查。

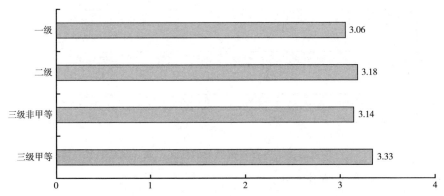

图 4-16　不同等级医院受访医师对有充分的培训、成长机会的感受情况

数据来源：2021 年医师调查。

就医院科室来看（见图 4-17），营养科、全科医疗科和行政管理科室的医师报告的培训成长机会最多，回答的均值分别为 3.63、3.56 和 3.55，而职业病科、中西医结合医学科和精神科的医师报告的培训成长机会相对较少，回答的均值分别仅为 2.00、2.60 和 3.08，重症医学科医师的情况与精

神科的相似。最后，就职称来看（见图4-18），处于最低的初级职称和最高的正高级职称的医师认为自己的培训成长机会较多，他们回答的均值分别为3.40和3.29，而处于中间级别职称的医师可能由于正是科室里日常工作的"中坚力量"、十分忙碌，对此的认同感相对较低，副高级职称和中级职称的医师回答的均值分别仅为3.20和3.21。

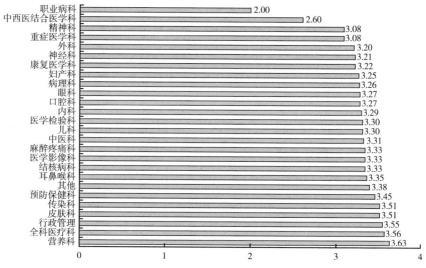

图4-17　不同科室受访医师对有充分的培训、成长机会的感受情况

数据来源：2021年医师调查。

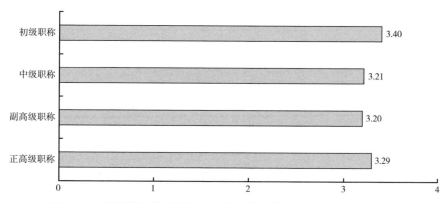

图4-18　不同职称受访医师对有充分的培训、成长机会的感受情况

数据来源：2021年医师调查。

在晋升方面，我们的调查从科研、医术以及能否为医院提升收入三个层面询问了医师们在工作中对晋升制度的实际感受。具体来说，被访医师们对"在我工作的医院，（1）科研突出的医师能够获得更高的收入和地位；（2）医术高超的医师能够获得更高的收入和地位；（3）能为医院提升收入的医师能够获得更高的收入和地位"这三个问题的回答选项分为"完全不符合""不符合""一般""符合""完全符合"五类，分别编码为1~5，通过计算各个地区、医院类型、医院等级、医院科室和医师职称群体在对这一问题回答的均值就可以比较各类别之间存在的差异。均值越高，代表这一类别的群体对工作环境中这一因素是影响收入和地位提高的主要因素的认同感就越高。

如图4-19所示，在被访医师们看来，科研成绩是影响他们能否晋升的最主要的因素，科研突出的医师更可能获得更高的收入和地位，此项回答的均值为最大值3.59；其次，他们认为能为所在医院提升收入也可以在很大程度上促进医师们的晋升，回答的均值仅次于科研这一因素，为3.44。与此形成鲜明对比的是，医术被医师们放在了晋升道路上相对不那么重要的位置。

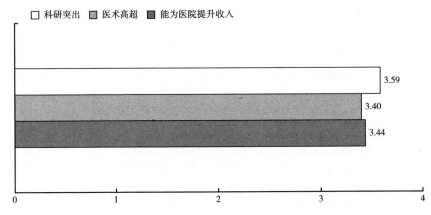

图4-19 什么样的医师能够获得更高的收入和地位的感受情况

数据来源：2021年医师调查。

谈到晋升中的科研压力，几乎所有被访的医师都表示了赞同。G 大夫表示："实际上现在的医生面临的整个的压力就是这些科研……就在晋升职称的时候，你晋升职称的时候这些都是硬性条件，比如说你有没有 SCI、分值高不高。"（BJ202106GKK）B 大夫同样表示："（发文章的）压力非常大的，他不光是医院对你的评价，你即使医院不这样对你评价，你在这样一种生活状态下，跟你的同僚之间去竞争的时候这不就靠文章了，对吧？靠这些东西，也没有别的，目前没有什么其他的量化指标。"（BJ202106BDF）

此外，晋升"唯科研论"的风气也带来了不少潜在的问题，即使是经济较落后的西部省份也遇到了类似的困境。例如，西部某省会城市三甲医院的 Y 大夫就提到了这其中的弊病："（现在的晋升制度）对医生的要求就是你要看病、要去写文章，但是这个写文章现在好像成了主流了……做 100 台手术，不如发一篇文章，所以是这样的，你发文章越多，那么你的精神压力就会越大，你的各个方面得到的待遇越高……所以国内有一些专家文章发的很好，但是不会做手术，不会看病。"（LZ202102YHT）除了有不会看病的"论文医师"，还有医师提到了不同层级医院医师科研资源的差距："像我们职称最大的就是文章，然后是年限，文章是最重要的，要发表级别高的（期刊），比如说 SCI，这些东西最高级，压力很大。他们（高等级医院的医生）在做科研的话，他们要出一篇文章会比较容易，他们有课题，而且简单讲，很多教授他手上都有课题，他要出一篇文章，相对来说会容易一点，我们哪里在做科研，我们这个级别说实在很少，根本都没有实验室，你怎么做？我们最多就是比如说你这几年看的一些病人的治疗经验写出来，你不可能说什么，比较少了，所以我们资源是大的问题，当然我在讲我们要职称的话，又要我们的论文，我们论文很难发，所以问题就在这里了。"（QZ202102HYS）

接下来，从所在地区、医院类型、医院层级、所在科室和职称等不同维度来分析医师们对晋升制度的感受，我们的确能看到一些显著的差异。首先，如图 4-20 所示，就地区来看，东北地区的医师们认为医术高超是获得晋升最重要的因素，他们在这一项的回答的均值达到了 3.46，能为医院提升收入和科研成绩突出的重要性紧随其后，他们在这两项上回答的均值在 3.40 左右。

与总体趋势一致。东部地区和西部地区的医师则认为科研能力突出才是促进晋升最重要的因素，他们在这一项的回答的均值分别达到了 3.64 和 3.66，能为医院提升收入和医术高超的重要性紧随其后。与东北地区、东部地区和西部地区的医师都不同的是，在中部地区的医师看来，能否为医院提升收入对自己获取更高收入地位才是最关键的，他们的回答在这一项上的均值达到了 3.53，科研能力和医术的重要性则排在能为医院带来收入之后。

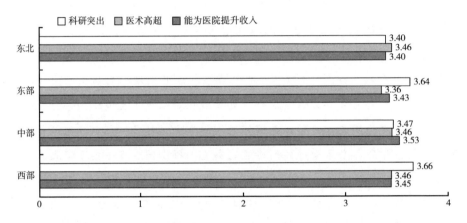

图 4-20 不同地区受访医师对什么样的医师能够获得更高收入地位的感受情况

数据来源：2021 年医师调查。

就医院类型来看，基本分成了"重创收"和"重科研"两个阵营。大致来说，越好的医院晋升会更看重医师个人的科研水平而非创收能力。图 4-21 的数据结果表明，乡镇卫生院、县级医院、村卫生室、企业医院和私人诊所/医院的医师普遍认为能为医院带来收入对自己晋升最为重要，而国家级医院、省级医院、市级医院、大学附属医院和妇幼保健医院等其他医院的医师认为科研才是最重要的。在"重创收"阵营当中，私人诊所/医院的医师和企业医院的医师该项均值分别为 3.72 和 3.64。在"重科研"阵营当中，大学附属医院的医师对"科研突出的医师能够获得更高的收入和地位"的认同感最高，他们回答的均值高达 4.18，这与高等教育机构本身重科研的性质密切相关；其次为国家级医院的医师和省级医院的医师，该项均值分别为4.10和3.89。而唯一不在"重创收"和"重科研"两个阵营的是急救中心,这与其特殊的科室工作性质有关。在急救中心工作的医师们认为医术高超的医师最能获得更高的收入和地位,在该项报告的均值达到3.67,位列所有项中最高。

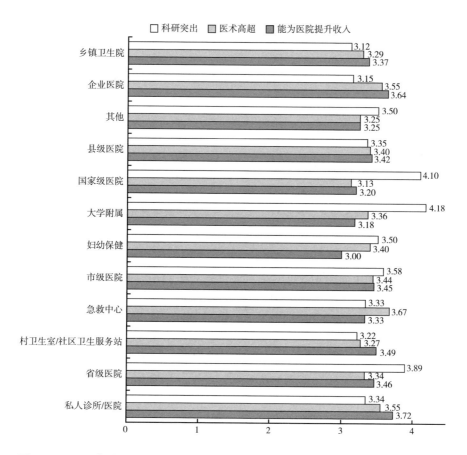

图4-21 不同类型医院受访医师对什么样的医师能够获得更高收入地位的感受情况

数据来源:2021年医师调查。

就医院等级来看,同样符合高等级的医院更重视科研、低等级的医院更重视创收这一规律。图4-22所示,三级医院的医师认为科研突出是晋升道路上最重要的因素,三级甲等、三级非甲等医院的医师在"科研突出"一项的回答均值分别为 3.74 和 3.44，显著高于其他等级医院医师在此项的回答水平；一、二级医院的医师则认为给医院创收对晋升的重要程度更高，在"为医院提升收入"一项的回答均值分别为 3.54 和 3.40。

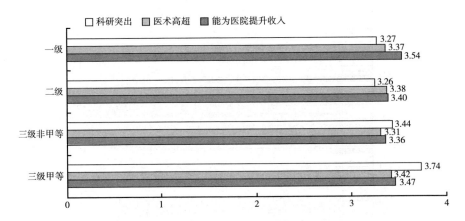

图 4-22　不同等级医院受访医师对什么样的医师能够获得更高收入地位的感受情况

数据来源：2021 年医师调查。

就科室来看（见图 4-23），通过区分最看重科研、最看重创收和最看重医术这三类对医师获得更高收入与地位的影响因素，交叉分析的结果可以分为三类。第一，绝大部分科室的医师均认同科研成绩对晋升是最重要的，其中中西医结合医学科医师对此的认同程度最高，回答的均值达到了 4.20，而预防保健科、传染科和营养科的医师对此的认同程度紧随其后，他们回答的均值分别为 4.09、3.97 和 3.76。第二，在晋升的众多影响因素中，职业病科的医师最认同为医院创收的重要性，在"能为医院提升收入的医师能够获得更高的收入和地位"这一项的回答的达到了 5.00，这很可能与该科室的业务性质、在医院中非核心的地位以及相对其他科室较少的样本量有关。第三，与其他科室医师的感受明显不同，行政管理和全科医疗科的医师更认同医术高超的重要性，在该项回答的均值分别达到了 4.00 和 3.67，这也是我们的数据调查中为数不多最认同"医术高超的医师能够获得更高的收入和地位"的群体。

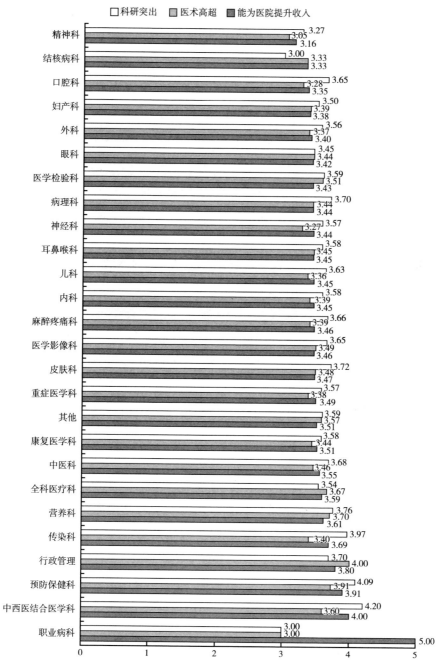

图 4-23　不同科室受访医师对什么样的医师能够获得更高收入地位的感受情况

数据来源：2021 年医师调查。

最后，就职称来看，图 4-24 的数据结果表明，不论级别高低，所有职称的医师都认为科研突出的医师能够获得更高的收入和地位。中级职称的医师对科研最为看重，在该项回答的均值达到了 3.63，位列所有均值之最；正高级职称的医师对科研的重视程度相对弱一些，所报告的"科研"项的回答均值为 3.55；副高级职称和初级职称对科研的态度则介于前两者之间。

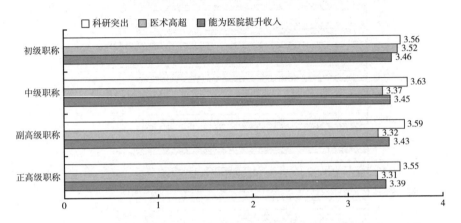

图 4-24　不同职称受访医师对什么样的医师能够获得更高收入地位的感受情况

数据来源：2021 年医师调查。

三　休假制度

对于医师这个职业来说，"休假"一词可谓是奢侈之中的奢侈。生活被工作完全"侵占"是当前我国绝大部分医师们的日常，即使有休假制度的存在，他们一年中能够真正休息的时间也屈指可数。访谈中，谈到休假时间，L 大夫产生了自我疑问："周一到周天，我好像上班多少年了，（上）十几年班了，好像没休过假吧？"（LZ202102LCJ）这似乎也是不少医师心底最真实的声音。在工作最忙的时候，不少医师甚至都顾不上吃饭喝水，更别提照顾家人了。北京某医院的 Z 大夫也说道："（工作最忙的时候）一个星期见孩子一趟，我曾经有过两个星期没回过家，从家里送的衣服什么的。那时候领导管的比较严，要求重病人只要在，就必须在旁边陪着。但那时候还没有现在这么忙，现在忙手术、门诊、病人救助、抢救，还有一些科研项目……"（BJ202106ZXF）此外，在访谈中，不少医师表示，由于工作的繁忙，他们已经没有了业余的兴趣爱好。与 Z 大夫在同一医院的 L 大夫提道："我觉得因为我们工作挺忙，我对社会需求很低，几乎就是完全是工作，生活很少。"（BJ202106LDF）西部地区的 Y 大夫同样表示："我感觉咱们这个行业现在基本没什么兴趣爱好，现在好多爱好已经就丢完了。"（LZ202102YHT）

我们对休假制度的调查显示，总的来说，医师们对现有工作环境中实行的休假制度较为不满。具体而言，我们询问了医师们对"我的工作环境中缺乏行之有效的休假制度"这一表述的认同度，他们的回答分为"完全不符合""不符合""一般""符合""完全符合"五类，分别编码为 1~5，通过计算各个地区、医院类型、医院等级、医院科室和医师职称群体在对这一问题回答的均值就可以比较各类别之间存在的差异。均值越高，代表这一类别的群体对工作环境中缺乏行之有效的休假制度的认同感就越高。如图 4-25 所示，接近 60% 的医师认为自己工作的医院缺乏行之有效的休假制度，26.15% 的医师对这一表述的认同感一般，仅有 4.18% 的医师对此表示了完全的否定。

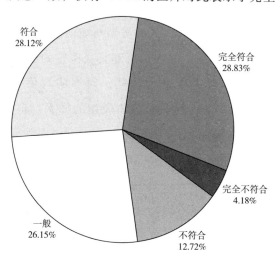

图 4-25　受访医师对"缺乏行之有效的休假制度"的认同情况

数据来源：2021 年医师调查。

就地区来看（见图4-26），中部地区的医师对所在医院的休假制度最为不满，他们回答的均值高达3.88，这很可能与中部地区人均医疗资源较低导致的医师超负荷工作有关；其次为东部地区的医师，该项回答报告的均值为3.74；而东北地区和西部地区的医师对现有休假制度的满意度相对较高，回答均值分别为3.24和3.55。

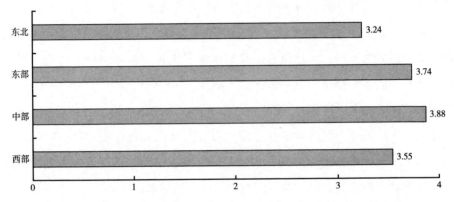

图4-26 不同地区受访医师对"缺乏行之有效的休假制度"的感受情况

数据来源：2021年医师调查。

就医院类型来看，医院接待病人的类型与规模极大影响着医师们对休假制度的感受。如图4-27所示，私人诊所和县级医院的医师对自己的工作环境中缺乏行之有效的休假制度最为认同，回答的均值分别高达3.82和3.80；省级医院的医师次之，他们对该项表述的回答均值为3.73；而在各类医院当中，急救中心和妇幼保健医院的医师对自己医院现有的休假制度相对较满意，此项回答的均值仅为2.00和2.80，然而这很可能与这两类医院的样本量较少有关。

就医院等级来看（见图4-28），相较于其他等级医院的医师，二级医院和三级非甲等医院的医师对自己工作环境的休假制度更为不满，此项回答的均值分别为3.75和3.65；而一级医院的医师对现行休假制度的满意度最高，报告的均值为3.55。

就医院科室来看（见图4-29），结核病科、职业病科和重症医学科的医

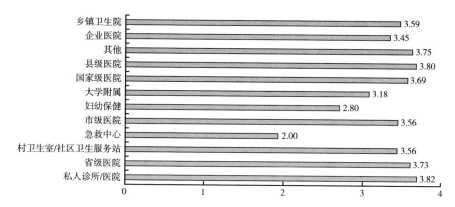

图 4-27 不同类型医院受访医师对"缺乏行之有效的休假制度"的感受情况

数据来源：2021 年医师调查。

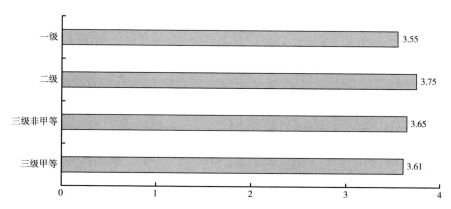

图 4-28 不同等级医院受访医师对"缺乏行之有效的休假制度"的感受情况

数据来源：2021 年医师调查。

师对休假制度的不满最多，他们在此项问题上回答的均值分别高达 4.33、4.00 和 3.94，这无疑与这些科室医师较为繁重的工作量有关；相反，营养科、行政管理的医师回答的均值仅为 2.91 和 2.99，显著低于平均水平，这意味着他们对现行的休假制度满意度较高。

最后，就职称来看（见图 4-30），职称等级与休假满意度之间呈 U 型关系，副高级职称和中级职称的医师对医院缺乏行之有效的休假制度认同度

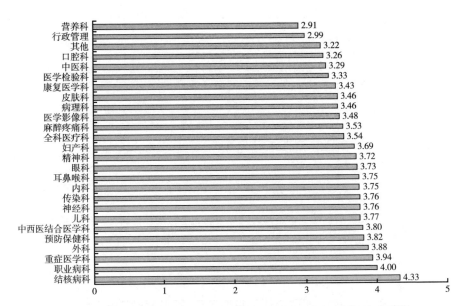

图 4-29 不同科室受访医师对"缺乏行之有效的休假制度"的感受情况

数据来源：2021 年医师调查。

较高，回答的均值分别为 3.78 和 3.74，而正高级职称和初级职称的医师对此表述的认同度相对较低，回答的均值仅为 3.62 和 3.46。

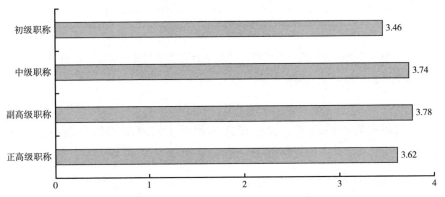

图 4-30 不同职称医师对"缺乏行之有效的休假制度"的感受情况

数据来源：2021 年医师调查。

第三节　组织内的人际关系

人际关系是医师工作环境中需要面对处理的重要议题。由于工作的特殊性，不少医师和同事们的相处时间甚至超越了家人，人际关系对他们的重要性不言而喻。N 大夫就感慨道："我们其实都是一家人，这个一家人不是光说一说，我们日常待在一起的时间比与家人待的时间还长，打个比方我昨天是上夜班，我昨天早上 7：30 来的，我昨天晚上在这儿待了一晚上，到现在我还没有回家，我回家以后到今天晚上吃个饭睡个觉，我明天早上 7：30 还要到，然后周末我们也是轮着。你真正算下去，医生这个行业，要按时间上算，你肯定（和同事）待的时间永远要比家人时间要长，所以一个好的团队，一定会有一个核心利益，一定有凝聚力，这样这个团队才能走得更远。我们医生这个行业，我们更多的能换位思考，可能会更多地站在同事的角度里，都能互相体谅，互相帮忙。"（BJ202106NJJ）然而，在调查中也有被访医师表现出了相对冷漠的态度。东部沿海某医院的 H 大夫就表示："我们是分诊疗组的，比如说你的诊疗组肯定是老大说了算，各个诊疗组你怎么搞我肯定不会管你的，你做得好不好，是你自己沟通的问题了。我们不会参加这些东西，可能比如说我值班的时候会给你看一下，其他我不管了，我也不会管，就是出错方案用错药我也不会说。"（QZ202102HYS）

为了更好地区分不同的人际关系，在调查中我们将组织内的人际关系分为两类：向上的和平级之间的。向上的人际关系，我们用医师对于领导工作安排的满意度来测量。平级之间的人际关系，我们用同事之间的合作交流程度来测量。数据显示，医师们的工作环境中的人际关系整体来说是比较融洽的。

一　对领导工作安排的满意度

我们调查了医师们对"对于领导的工作安排比较满意"这一表述的认同度，他们的回答分为"完全不符合""不符合""一般""符合""完全符合"五类，分别编码为 1~5，通过计算各个地区、医院类型、医院等级、医院科室和医师职称群体在对这一问题回答的均值就可以比较各类别之间存在的差异。均值越高，代表这一类别群体与领导的关系越融洽。结果如图4-31 所示，总体来说，有 8.99% 的被调查医师明确表达了不对领导工作安排的不认同，42.51% 的医师对这一表述的认同感一般，而接近 50% 的医师对领导的工作安排比较满意。

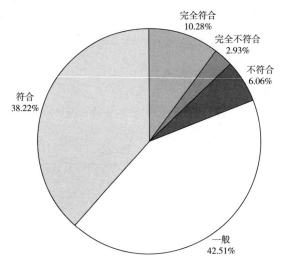

图 4-31 受访医师对"对于领导的工作安排比较满意"的认同情况

数据来源：2021 年医师调查。

就地区来看（见图 4-32），中部地区的医师对领导的工作安排最为不满，此项回答的均值仅为 3.38；而东北地区的医师对此的满意度最高，回答的均值达到了 3.67。就医院类型来看（见图 4-33），急救中心的医师对领导的工作安排最为认同，他们回答的均值达到 4.33，这与这类医院纪律严明、严格服从上级指令的特性有很大关系；市级医院和国家级医院的医师次之，他们报告的均值分别为 3.54 和 3.50；而村卫生室/社区卫生服务站的医师对领导的工作安排认同感相对较低，在该项问题回答的均值仅为 3.11，这在一定程度上与他们工作环境的规范化程度较低、职级区分不明显有关。就医院等级来看（见图 4-34），三级甲等医院的医师最为认同领导的工作安排，回答的均值为 3.52；三级非甲等医院的医师则恰好相反，对领导的工作安排最为不满，回答的均值仅为 3.32；一、二级医院的医师对领导工作安排的满意度处于中间水平。

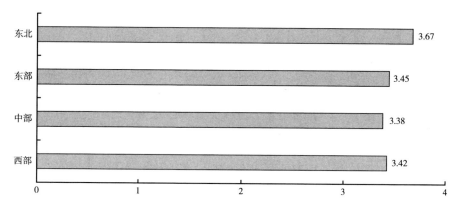

图 4-32 不同地区受访医师对领导工作安排的满意程度

数据来源：2021 年医师调查。

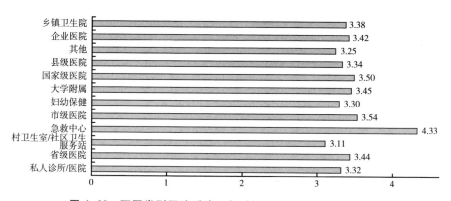

图 4-33 不同类型医院受访医师对领导工作安排的满意程度

数据来源：2021 年医师调查。

就医院科室来看（见图 4-35），行政管理、营养科和医学影像科的医师对领导工作安排的满意度最高，他们回答的均值分别为 3.71、3.70 和 3.59；而职业病科和结核病科的医师报告的均值仅为 2.00 和 3.00，他们认为领导现有的工作安排比较不合理，亟待完善。最后，就职称来看（见图

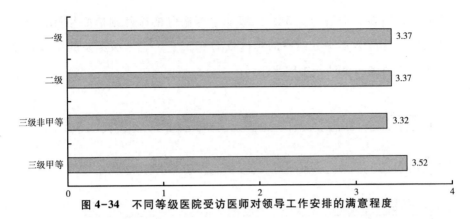

图 4-34 不同等级医院受访医师对领导工作安排的满意程度

数据来源：2021 年医师调查。

4-36），低职称的医师与上级的关系融洽度要明显好于高级职称的医师，随着工作经验的累积与职级的提升，医师们对领导工作的不满逐渐增多。

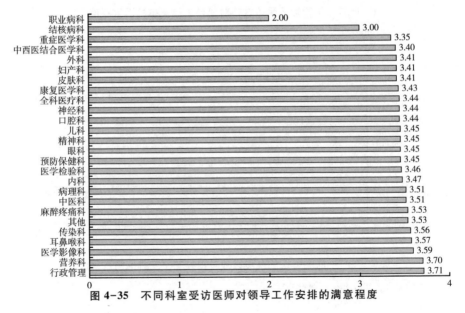

图 4-35 不同科室受访医师对领导工作安排的满意程度

数据来源：2021 年医师调查。

如图 4-36 所示，初级职称的医师对领导工作安排的满意度最高，他们在此项的回答均值达到了 3.58；而副高级职称的医师与领导的关系似乎最为紧张，他们对领导工作安排满意程度的回答均值为 3.38。

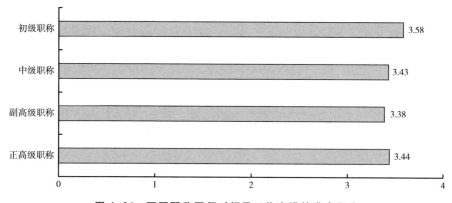

图 4-36 不同职称医师对领导工作安排的满意程度

数据来源：2021 年医师调查。

二 同事之间的合作与交流

至于同事之间的关系，医师们大多表示较为融洽。被问及和同事之间更多的是竞争还是合作的关系，F 大夫回答："是合作的关系。从我自己的角度来讲，我认为这是一个团队合作的东西，不是单打独斗的，所以我自己就向着好的方向去努力。"（DT202102FMY）然而，当面临同级别的同事时，医师们之间也不可避免的会产生竞争。北京的 B 大夫表示："肯定是以合作为主，因为这是一个团体性的协同工作，你要不合作的话做不成事。要说竞争的话，如果你是同级别的人，就像生态环境一样，你们卡在同一个位置上，那肯定是要竞争的。"（BJ202106BDF）同一医院的 L 大夫也表达了同样的意思："这个问题其实不同的科室，不同的场景可能回答都不一样。就我们科室而言，所以我们更多的是一个合作的关系，因为我们每个医生都有自己的专科的这种分工，所以更多的是一个协作的关系，不存在一个明显的这种竞争的关系，但是其他的科室就不一样了，可能说在同等级的医生，从事的专业又都是相似的，他肯定是有竞争关系。"（BJ202106LZG）

我们调查了医师们对"科室之间合作密切、机制通畅"这一表述的认同度，他们的回答分为"完全不符合""不符合""一般""符合""完全符合"五类，分别编码为 1～5，通过计算各个地区、医院类型、医院等级、医院科室和医师职称群体在对这一问题回答的均值就可以比较各类别之间存在的差异。均值越高，代表这一类别的群体与同事之间的合作与交流越密切。数据结果如图 4-37 所示，接近 50% 的医师认为科室之间合作密切、机制通畅，44.15% 的医师对这一表述的认同感一般，仅有 2.23% 的医师对此完全不认同。

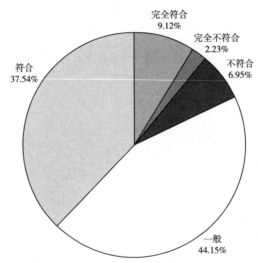

图 4-37　受访医师对"科室之间合作密切，机制通畅"的认同情况

数据来源：2021 年医师调查。

就地区来看（见图 4-38），东北地区的医师与同事之间的人际关系最为融洽，他们回答的均值达到了 3.61，这与当地人民性格热情、开朗友善有着密切的关系；而东部和西部地区医院的科室之间合作交流相对较弱，医师们在此问题上回答的均值分别为 3.41 和 3.42。就医院类型来看（见图 4-39），在非常需要争分夺秒团队协作的急救中心，医师们最为认同科室之间的密切合作，报告的均值达到了 4.00；大学附属医院和乡镇卫生院次之，这两类医院的医师对此项问题回答的均值分别为 3.55 和 3.52；而与其他类型的医院相比，妇幼保健院的医师报告的与同事之间的关系分值最低，他们回答的均值仅为 3.10。

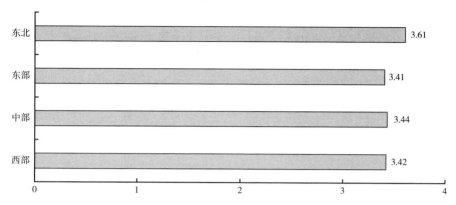

图 4-38　不同地区受访医师对科室之间合作的感受情况

数据来源：2021 年医师调查。

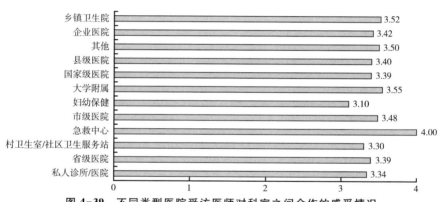

图 4-39　不同类型医院受访医师对科室之间合作的感受情况

数据来源：2021 年医师调查。

就医院等级来看，如图 4-40 所示，三级甲等医院、二级医院的医师对科室交流合作的满意度相对较高，他们回答的均值分别为 3.46 和 3.44；而一级医院和三级非甲等医院的医师对此的满意度相对较低，回答的均值分别为 3.42 和 3.36。

就医院科室来看（见图 4-41），职业病科、营养科和中西医结合医学科的医师所报告的同事之间的交流合作程度最高，均值分别为 4.00、3.63 和 3.60；而与其他科室相比，结核病科、重症医学科和康复医学科的医师较为不认同现有工作环境中的科室合作，他们报告的均值分别为 3.00、3.23 和 3.31。

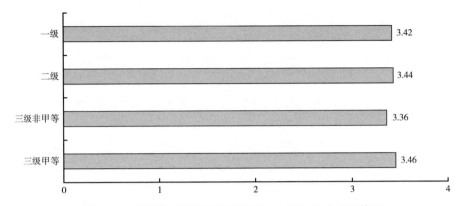

图 4-40 不同等级医院受访医师科室之间合作的感受情况

数据来源：2021 年医师调查。

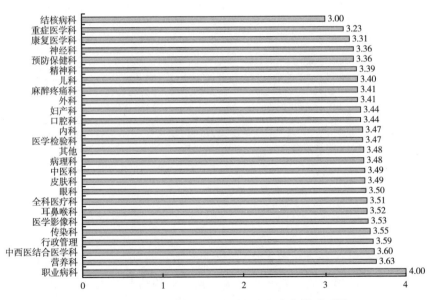

图 4-41 不同科室受访医师对科室之间合作的感受情况

数据来源：2021 年医师调查。

最后，就职称来看（见图 4-42），初级职称的医师中认为科室之间合作密切、机制通畅的人数比例最高，而副高级职称的医师中对此认同的人数比例最低，这很可能于职业关键上升期同事之间的激烈竞争有关。

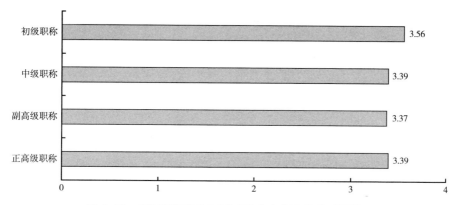

图 4-42 不同职称受访医师对科室之间合作的感受情况

数据来源：2021 年医师调查。

第五章

医师的工作压力

压力是贯穿医师职业活动的重要议题。多重的压力渗透医师工作与生活的各环节中，对此进行分析，不仅可以还原他们的日常状态，也能了解他们的职业轨迹，理解他们的社会困境。时刻"以病人为中心"的工作状态与多元化的考核评价标准构成了医师日常的压力来源；永远"在路上"的培养与晋升机制使医师处于长期的压力状态下；而两极化的舆论态度更使医师感受到来自社会的压力。本章将从医师的个体层面出发，从工作与生活、考核与评价、培养与晋升、社会态度四个角度对医师所面临的工作压力进行分析。

第一节　工作与生活：以病人为中心

一　工作：时间长与任务重

（一）工作状态

在医师的工作中，出诊为重要工作内容之一。根据调查，医师平均每日出诊时间为 7.80 小时。从图 5-1 可见，大多数医师平均每日出诊 8~10 小时，占总体的 52.89%；14.89% 的医师平均出诊时间小于 6 小时；13.27% 的医师平均出诊 6~8 小时；11.88% 的医师平均出诊 10~12 小时；7.08% 的医师平均出诊 12 小时及以上。

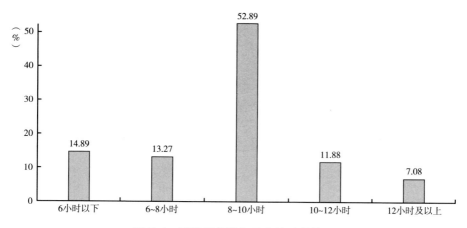

图 5-1　受访医师的每日出诊时长情况

数据来源：2021 年医师调查。

在省市县三个属地层级的医院中（见图 5-2），县级医院的医师平均每日出诊 8.23 小时；市级医院的医师平均每日出诊 7.59 小时；省级医院的医师平均每日出诊 7.88 小时。

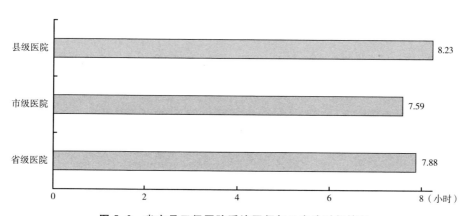

图 5-2　省市县三级医院受访医师每日出诊时长情况

数据来源：2021 年医师调查。

统计包括出诊在内的各项医疗服务，医师平均每日诊治患者人数为 26.41 人。通过图 5-3 可见，19.01% 的医师平均每日诊治 10 人以下；

24.90%的医师平均诊治 10 ~ 19 人；17.16%的医师平均诊治 20 ~ 29 人；22.78%的医师平均诊治 30~49 人；16.16%的医师平均诊治 50 人及以上。

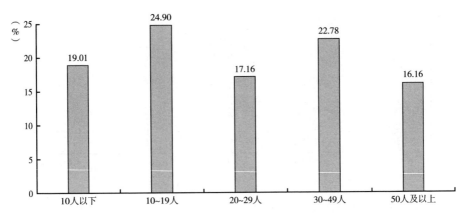

图 5-3 受访医师平均每日诊治患者人数的比例

数据来源：2021 年医师调查。

医师平均诊治每位患者的时间为 16.91 分钟。通过图 5-4 可见，受访医师中平均诊治时间小于 5 分钟的医师占 11.24%；多数医师诊治时间在 5~10 分钟，占 39.85%；诊治时间在 10~15 分钟的医师占 18.73%；诊治时间在 15~30 分钟的医师占 14.99%；诊治时间在 30 分钟及以上的医师占 15.19%。

从职称来看（见图 5-5），职称越高的医师平均每日诊治患者人数越多。初级职称医师平均每日诊治 21.48 人；中级职称医师诊治 27.12 人；副高级职称医师诊治 29.90 人；正高级职称医师诊治 33.21 人。初级、中级职称医师平均诊治时间多于高级职称医师。初级职称的医师平均诊治时间为 17.93 分钟；中级职称的医师时间为 17.80 分钟；副高级医师的时间为 15.39 分钟；正高级职称的医师时间为 13.09 分钟。

从医院等级来看（见图 5-6），三级医院的医师平均每日诊治患者人数多于一级、二级医院医师。一级医院医师平均每日诊治 24.81 人；二级医院平均诊治 23.53 人；三级非甲等医院平均诊治 25.59 人；三级甲等医院平均

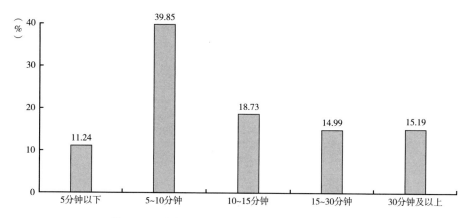

图 5-4 受访医师平均诊治每位患者时间的比例

数据来源：2021 年医师调查。

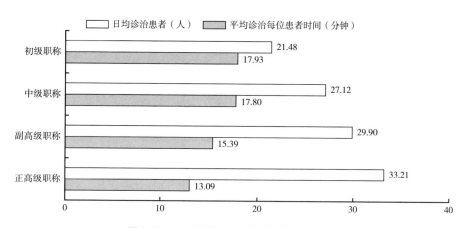

图 5-5 不同职称受访医师诊治患者情况

数据来源：2021 年医师调查。

诊治 27.63 人。一级医院平均诊治每位患者的时间为 14.25 分钟；二级医院平均时间为 16.36 分钟；三级非甲等医院平均时间为 15.29 分钟；三级甲等医院平均时间为 17.39 分钟。

在省市县三个属地层级的医院中（见图 5-7），县级医院的医师日均诊治患者 27.15 人；市级医院的医师日均诊治患者 25.52 人；省级医院的医师日均诊治患者 29.23 人。省级医院的医师平均诊治每位患者的时间多于市

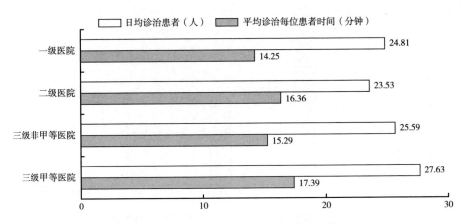

图 5-6　不同等级医院受访医师诊治患者情况

数据来源：2021 年医师调查。

级、县级医院医师。县级医院的医师平均诊治患者时间为 16.14 分钟；市级医院的医师平均诊治患者时间为 16.39 分钟；省级医院的医师平均诊治患者时间为 18.80 分钟。

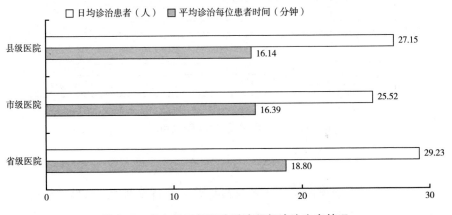

图 5-7　省市县三级医院受访医师诊治患者情况

数据来源：2021 年医师调查。

从以上的出诊时间、平均诊治患者时间与平均诊治患者人数可以大概看出医师每日的工作状态。进一步对于医师的工作天数进行统计，医师每周平均工作 5.80 天。通过图 5-8 可见，受访医师中 36.63% 的医师平均每周工作 5 天及以下；41.72% 的医师平均每周工作 5~6 天；21.64% 的医师平均每周工作 6~7 天。

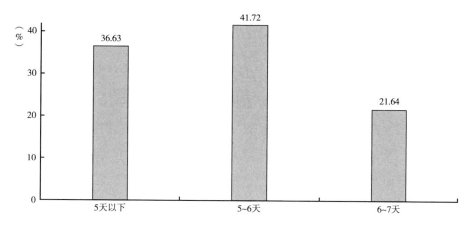

图 5-8 受访医师平均每周工作天数情况

数据来源：2021 年医师调查。

可见，工作时间长、诊治患者多已成为医师临床工作的常态。为了更好地满足更多患者的医疗需求，很多医师已形成了"以病人为中心"的工作时间安排。他们的临床工作围绕门诊、手术、病房等所负责的各项任务展开，休息时间压缩、工作时间延长、值班制度特殊成为他们的日常状态。几位分别主要承担门诊、手术、病房任务的医师对自己一日的工作安排进行了描述，从中可以较为清晰地感受到他们的工作常态。

从早上 8 点看到下午 1 点了，还要紧着再加号，这算短的。咱们可能从 8:30 看到下午三四点钟的时候都有。（BJ202106ZXY）

最忙的时候……7:30 到单位，一上午做手术……下午下了手术，一个是写病历，一个是去膀胱镜（检查那边）做一些操作，这样的话可能一直在补病历，补到晚上八九点回家。（DT202102FMY）

我们 7:30 查完房，我们 8 点准时交班，交完班以后大概 8:30~

8：40，我们去各自工作，有的需要出门诊，有的需要去病房，8：40~9：00我们可能就从这儿散了。白天上午的工作就各自忙了，下午一般会有治疗、手术……晚上我们都是24小时值班制。（BJ202106NJJ）

"忙"成为医师对自身工作状态的普遍描述。在此过程中，休息时间不断压缩。医师包括吃饭、喝水在内的基本需求不断让位于工作需要。山西的F大夫表示缩减三餐已成为他的常态："我的一个习惯是早晨一般不吃早饭……中午也顾不上吃饭，在手术室……在这段时间里如果忙的话，可能饭一口没吃，包括水都一口没喝。就是这样的。"（DT202102FMY）同时，医师的工作时间不确定地延长。在当天的任务完成、患者的医疗需求满足之后，医师的工作才可以结束。H大夫表示，他们医院曾试行打卡制度，但因医师工作的性质不再实行："我们当时新院有一个那种人脸识别的打卡机，搞了几天就没办法了，可能我在手术，你怎么可能叫我去刷脸再来手术，不可能的，我在抢救病人，你叫我去刷脸打卡。"（QZ202102HRL）此外，值班制度的特殊也使一些医师难以享受到规律的休息日，甚至难以休假。L大夫因为科室的性质与人手不足已经有十几年没有休过假："我们的医生是一个组一个组的，人多一点你还可以去休，少一点人手不足，比如说我们两个一个组，我休了他就没法干了……一个组一般两个人……因此你根本就走不了。"（LZ202102LCJ）北京的N大夫常需要夜间值班，半天的休息日有时也用于工作："晚上我们都是24小时值班制……比如昨天我是24小时，今天上午还要出门诊，下午就可以休息了。理论上是这样，但是下午有工作做不完，可能还要在这。"（BJ202106NJJ）北京的Z大夫描述了他看护重症病人的经历："我曾经有过两个星期没回过家，从家里送衣服什么的。"（BJ202106ZXF）

医师职业的特殊性决定了他们的工作"以病人为中心"，这要求医师的工作安排以患者的需求为第一位。为此，长时间、高强度的工作成为医师的常态。

在临床工作之余，医师同样需要完成其他性质的工作。如承担行政工作，完成公共卫生任务等。对此，一方面医师们认为很多工作是必要的、实用的。如广西的 L 医师表示，他们医院开展的公卫服务使村一级的老人切实得到了实惠。另一方面，在临床、科研的压力下，其他性质的工作占用了医师本就紧张的工作时间，甚至会进一步压缩医师的休息时间，一些医师表示很难有足够充足的时间和精力负担更多的工作。

（二）工作评价

本调查进一步统计了医师对于平日工作内容与工作状态的评价。从工作程序来说，在临床、行政、培训等各方面的工作当中，不合理、不必要的程序与操作造成了医师额外的负担。根据调查（见图 5-9），有 50.15% 的医师认为工作中不必要的程序和操作耗费了他们过多的精力，仅有 13.84% 的医师认为工作中不存在这类情形。

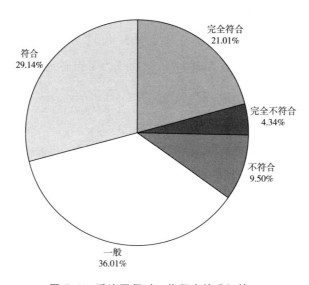

图 5-9 受访医师对工作程序的感知情况

数据来源：2021 年医师调查。

此外，很多医师感受到合法权利得不到保障。64.55% 的医师认为合法权利得不到保障，仅有 10.27% 的医师不认同此观点（见图 5-10）。

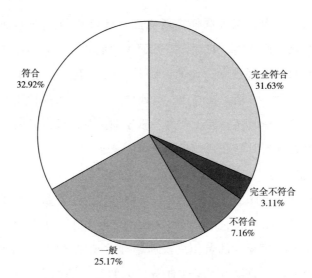

图 5-10　受访医师对工作权利的感知情况

数据来源：2021 年医师调查。

对于自身的工作强度进行评价（见图 5-11），有 48.35% 的医师认为工作使他感到精疲力竭，仅有 11.73% 的医师认为工作不至于使他精疲力竭。

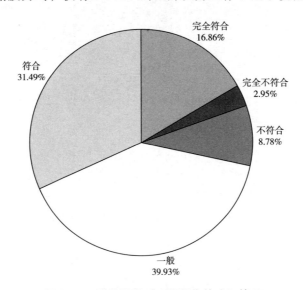

图 5-11　受访医师对工作强度的感知情况

数据来源：2021 年医师调查。

在省市县三个属地层级的医院中（见图 5-12），省级医院医师中感受到的工作强度最大，有 54.86% 的医师感到精疲力竭。市级医院的医师感受到的工作压力相对较小，也有 45.92% 的医师感到精疲力竭。

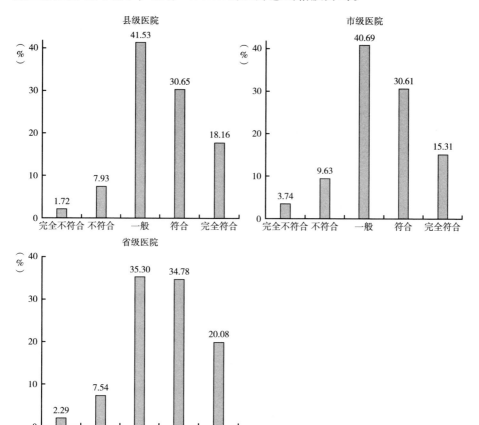

图 5-12 省市县三级医院受访医师对工作强度的感知情况

数据来源：2021 年医师调查。

二 工作之外：被压缩的生活与家庭

高强度的工作难免会挤压医师对生活与家庭的关注。根据调查（见图 5-13），62.83% 的医师感到为工作付出太多，无暇顾及生活、家人。仅有 7.29% 的医师认为他们还有余裕去顾及生活与家人。从职称来看（见图 5-

14)，初级职称的医师工作与生活的平衡状况相对较好，但也有 49.91% 的医师无暇顾及生活与家人。中级及以上职称的医师无暇顾及生活与家人的比例都已超过 67%。

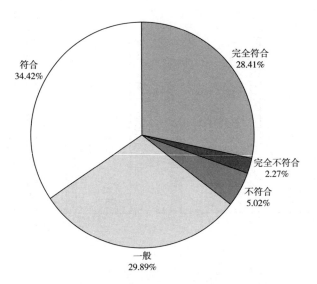

图 5-13 受访医师对生活和家庭的感知情况

数据来源：2021 年医师调查。

从医院等级来看（见图 5-15），等级越高的医院医师感受到无暇顾及家人和生活的比例越高。三级非甲等医院与三级甲等医院情况相近，无暇顾及家人与生活的比例分别达到 63.64% 和 63.51%。在一级医院中，此比例也达到了 59.3%。

在省市县三级医院中（见图 5-16），省级医院的医师感受到无暇顾及家人与生活的比例最高，达到 68.54%。市级医院的医师感受到难以顾及工作之外的生活的比例相对较低，也已达到 60.45%。

（一）生活

根据访谈，医师们表示在生活中几乎没有兴趣爱好，即使有也已经"丢完了"。"忙""没有时间"是医师难以顾及包括兴趣爱好在内的个人生活的主要原因。即使处于工作之外的休息时间，医师也随时保持着"以病人为中心"

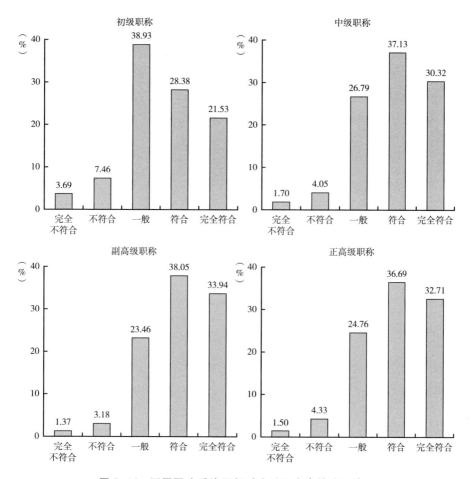

图 5-14　不同职称受访医师对生活和家庭的感知情况

数据来源：2021 年医师调查。

的待命状态。L 大夫总结："我们所谓的节假日，你没有病人的时候，你才（有）真正的节假日（但又不存在没有病人的时候）。"（LZ202102LCJ）

　　休假期间，医师需要时刻保持通信畅通，以使患者、医院能及时与之联络。同时，医师也需要准备着在必要的时候返回医院，处理关乎患者生命健康的紧急问题。东南部地区的 H 大夫讲述了他的经历：

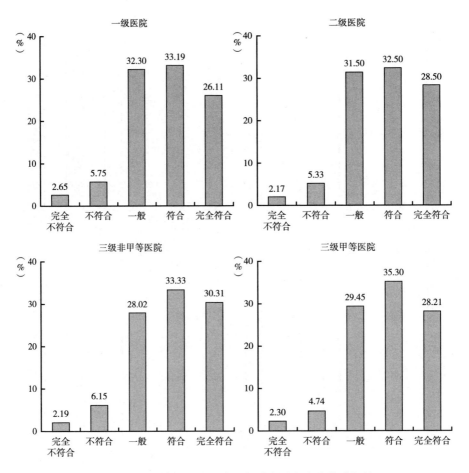

图 5-15 不同等级医院受访医师对生活和家庭的感知情况

数据来源：2021 年医师调查。

　　病人打电话给你，你不可能不接，有时候你甚至半夜还要过去……病人他认准你，就找你，认为我去找你的，我不是找别人的，他心里就会觉得我应该找你，比如晚上很难受，我就打电话给你，他不会看时间的。包括晚上，我们都有值班医生，但病人有时候比较厉害，或者说比较重，一般来说都会叫我们去看一下，因为病人他的病情你最清楚，而且沟通上面也比较简单，但是因为值班医生不一定是你组里的医生，有

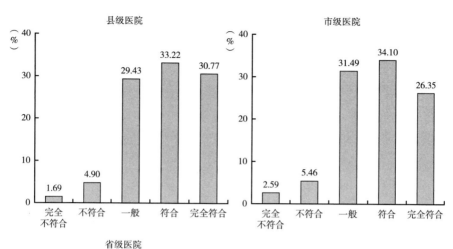

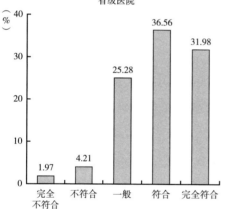

图 5-16 省市县三级医院受访医师对生活和家庭的感知情况

数据来源：2021 年医师调查。

可能是别的组医生，他对这个病人不熟，病人对他也不熟，他只是值班而已，所以有时候我们经常也要三更半夜甚至后半夜都去，这很正常。（QZ202102HRL）

对于外科医师来说，夜间的紧急手术更是常事：

外科医生随时都有可能手术，因为他有急诊，什么车祸、阑尾炎手术这些很多，比如晚上生小孩，一般一线的医生都比较年轻，年轻医生一个人搞不定这个手术，肯定要一个二线的（一起），所以说晚上你要过去，甚至三更半夜是正常。（QZ202102HRL）

可见，在必要的时候中断休息甚至是睡眠来诊治患者、处理医院发生的紧急情况是医师的常态。因此，为了能保持合适的身体、精神状态，医师在非工作时间也需要牺牲一定的生活习惯。部分医院对医师实行了"禁酒令"。北京的 G 大夫、H 大夫解释，在一、二、三线医师中，值班的一线医师不必说，处于非工作状态的二、三线医师同样要禁酒："我们现在是不能饮酒。下班也不行。就这么规定的，以便随时把你叫回来。"（BJ202106GKK）

此外，在不多的休息时间中，医师还需要保持学习，更新自身的医学知识，以提供更有价值的医疗服务。H 大夫表示："你工作上很累，后面你在课余还要一直看书，还要经常去学习，你没有学习的话，很快人家出来的新的东西你跟不上。"（QZ202102HRL）

G 大夫总结："（医生）本身职业的特点就是有时候你没有生活。"（BJ202106GKK）随时保持待命状态、随时准备回归工作、利用休息时间提升工作技能是医师的日常生活状态。"以病人为中心"不仅体现在医师的工作中，也体现在医师的生活中。

（二）家庭

长而不稳定的工作时间、随时待命的日常状态，使医师难以充分照顾到家庭。在"以病人为中心"的日常状态中，家庭生活也成为医师不得不做出一定牺牲的部分。Z 医师每天大部分的时间都在医院，高强度的工作使他不再有时间和精力陪伴家人："我姑娘我根本就顾不上了，根本就陪不了……基本上都是（夫人负责小孩的事情），我现在一点时间都没有了。回家就一躺，就睡觉了。"（BJ202106ZXY）F 大夫表示，因为医院特殊的排班制度，医师的休息时间与家人不一定重合，这进一步减少了医师与家人的日常相处:"我们这行业其实确实是比如说值夜班,周六日也会值班,就平时可能包括家里人,包括孩子在周末的时候放假的时候休息,我们可能就直接去值班,陪家人的时间比较少一些,也可能人家在上学,上班的时候我们休息了。我感觉对家里人很多方面可能照顾不到。"(BJ202106 FQ)

很多医师都感受到了家人对自己工作的理解与支持。医师的配偶、夫妻双方的父母承担了主要的日常家庭照料任务。但长期的、大量的家务劳动付出也使医师家属难免对医师的长期不在场产生不满,"支持肯定也是够的,但是你说一点抱怨没有,那是不可能的"(BJ202106LZG)、"(家庭支持)相对的还好,但是牢骚肯定是有的"(BJ202106ZXY)、"这个(家人的)意见可能习惯了"(BJ202106FQ)。而医师的子女也常因缺少亲人的陪伴而难过、失望。L大夫表示,因为他和配偶都是医师,他的孩子经常看不见父母。这种失落已经转换为对"医师"职业的负面印象,L大夫也直接感受到了孩子的负面情绪:"我们孩子看我和他妈,可能他自己就不学医了,说我们太忙了。8岁,他已经感觉到了。感受到见不到爸爸妈妈的那种。我们家孩子那个意见(很大),(会说)我才不学医呢。比如说今天早上我去医院,(他说)'你又去医院了'。"(LZ202102LCJ)在访谈中,很多医师一方面对家庭感到"非常亏欠",另一方面也因工作性质的特殊感到无力和无奈。

第二节 考核与评价:日常工作中的感知与行动

本书的第四章"医师的工作环境"已阐述了医师考核与评价体系的客观标准,那么,从医师的主观视角出发,医师如何感知考核与评价体系?面对来自考评的压力,医师会在日常工作中采取怎样的行动进行回应?

总体来看,对于业绩考核带来的压力(见图5-17),55.61%的医师认为业绩考核任务重,仅有7.89%的医师没有此感受。

从职称上看(见图5-18),在初级职称到高级职称中,级别越高的医师感受到的业绩考核压力越大。46.50%的初级职称医师认为业绩考核任务

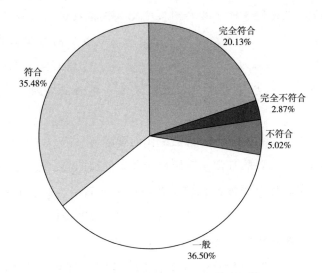

图 5-17　受访医师对业绩压力的感知情况

数据来源：2021 年医师调查。

重；在中级职称医师中，此比例上升至 58.03%；副高级与正高级职称的医师感受到的业绩考核压力相近，分别有 62.56% 的副高级职称医师与 62.60% 的正高级职称医师感到业绩考核任务重。可见，业绩考核压力伴随着医师整个职业生命周期，且随着职业生涯的发展，医师感知到的压力持续性上升。

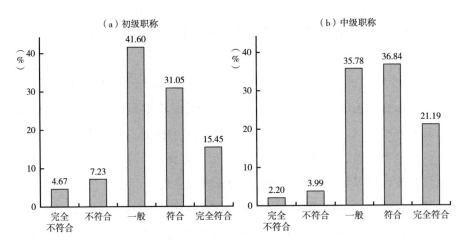

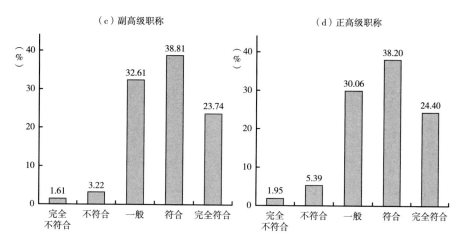

图 5-18 不同职称受访医师对业绩压力的感知情况

数据来源：2021 年医师调查。

创收作为一个重要环节备受关注。进一步对考核体系中的具体指标进行分析，通过图 5-19 可见，受访医师中 44.41% 的医师感受到较大的创收压力，仅有 14.16% 的医师不认为创收压力大。

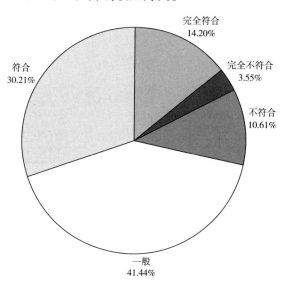

图 5-19 受访医师对创收压力的感知情况

数据来源：2021 年医师调查。

从初级职称到高级职称（见图 5-20），医师感受到的创收压力随着职称的上升而递增。38.33% 的初级职称医师感受到较大的创收压力；45.72% 的中级职称医师有相同感受；副高级与高级职称的医师对创收压力感受相近，分别有 49.62% 的副高级职称医师与 49.08% 的正高级职称医师感受到较大的创收压力。

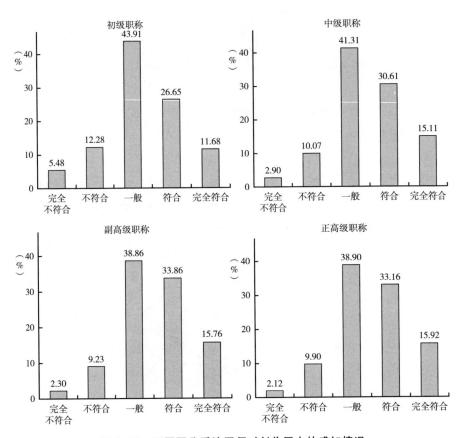

图 5-20　不同职称受访医师对创收压力的感知情况

数据来源：2021 年医师调查。

　　从医院等级来看（见图 5-21），三级医院医师感受到的创收压力小于一级、二级医院医师。46.46% 的一级医院医师感受到较大的创收压力；在二级医院医师中，此比例为 46.44%；在三级非甲等医院中，此比例为

43.34%；在三级甲等医院中，此比例为 43.72%。相比部分基层医院常面临患者不足、收入不足、医院经营艰难的困境，等级高的医院患者人数多，医疗服务的供给量甚至常小于需求量。这或许也是三级医院医师感受到的创收压力较小的原因。

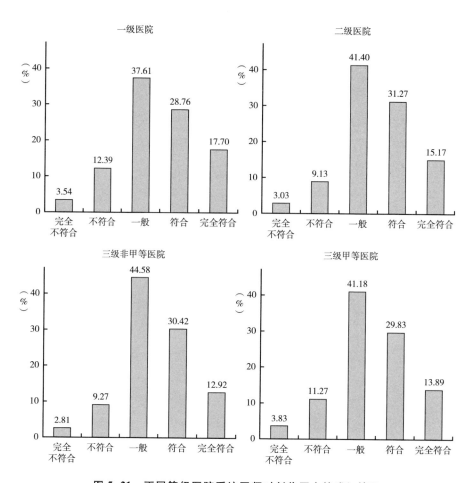

图 5-21 不同等级医院受访医师对创收压力的感知情况

数据来源：2021 年医师调查。

医师个人的名声同样是影响医师业绩的重要原因之一。H 医师解释，医师的业绩很大程度上取决于病人的多少，而救治病人的数量一定程度上取决于医师本人的名声在患者与熟人间的传播："有病人他直接来找我……他说某某人（H 医生以前的病人）叫我来找你，他说你把很厉害的病给他看好了……医生还是要靠病人，也爱别人介绍病人给你，我们个人也要靠联系……这种东西会有一个竞争，医生的福利是来自于病人的多少。"（QZ202102HRL）而一些具有社会地位或较广社会资源等社会影响力的患者，可以更好地传播医师的名声。因此，救治有社会影响力的患者是提升医师名声的途径之一，可以为医师带来更多的患者，从而在治好这些患者的过程中提升医师本人的名声。根据对医师是否感知到此途径可能影响医师的行动的调查显示（见图 5-22），36.09% 的医师明显感受到通过救治有社会影响力的患者，会为自己带来更多的患者，进而提升自己的名声；只有19.67% 的医师不认同此观点。

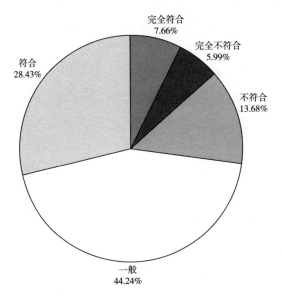

图 5-22　受访医师对名声影响的感知情况

数据来源：2021 年医师调查。

从职称来看（见图 5-23），职称越高的医师感受到患者对于名声有作用的比例越高。31.27% 的初级职称医师认同救治有影响力的患者可以提升名声；35.36%的中级职称医师认同此观点；在副高级职称医师中，感受到名声影响的医师升至 40.91%；在正高级职称医师中，此比例进一步升至 45.44%。

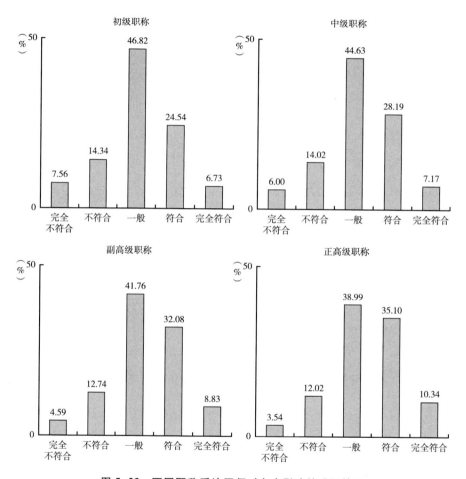

图 5-23　不同职称受访医师对名声影响的感知情况

数据来源：2021 年医师调查。

从医院等级来看（见图 5-24），等级越高的医院医师越能感受到患者对于名声有作用。一级医院的医师中有 32.74% 的医师感受到救治有影响力的患者会提升名声；二级医院医师中这一比例为 33.53%；三级非甲等医院医师中这一比例提升至 35.32%；三级甲等医院医师中这一比例为 37.24%。相比一级、二级医院，三级医院的辐射范围更广，全省甚至更大范围的患者群体都可能选择在此就医。对于全省乃至外地的患者来说，医师的名声成为他们进行选择的重要影响因素。因此，三级医院的医师更易体会到名声的作用，也更易感知有影响力的患者对于名声的影响。

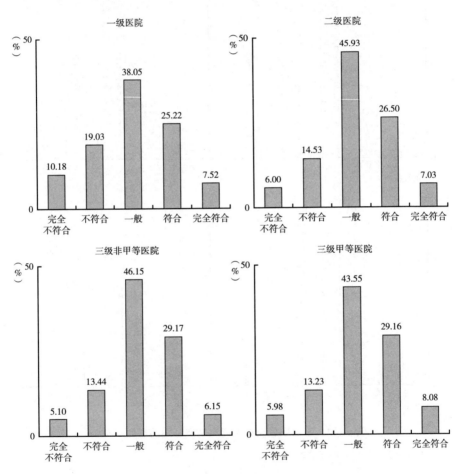

图 5-24 不同等级医院受访医师对名声影响的感知情况

数据来源：2021 年医师调查。

第三节　培养与晋升：永远"在路上"

医师的培养与晋升是一个漫长的过程。一方面，作为一个准入门槛高、晋升压力大的职业，医师需要投入大量的时间与精力在职业发展上有所进境；另一方面，面对患者及其背后复杂的社会情境、面对疾病所显现的现代医学的局限，医师需要不断积累经验与知识以应对人文与医学的双重考验。可以说，医师的成长是一直"在路上"的。第四章"医师的工作环境"中已系统地介绍了医师的培养和晋升制度，本章将从医师个体的角度出发，探知医师在培训、工作、职称制度中的成长过程。

一　培训与工作：临床的成长

医师在真正开始临床工作之前，多已在学校学习了 8 年以上的时间。但走向工作岗位之后，医师们发现，在校期间的学习与实践仍是远远不够的。医师们在学校的学习多更侧重于基础知识，而成为一个合格的医师需要大量实践的积累："医学是实践的科学，你这个病，你读得再多你把它背下来，你没有完全看一个病你都不懂。"（QZ202102HRL）"学生时代学的东西也不少，但是……很少，因为学生时代你要学的书太多了……"（BJ202106GKK）在工作环境中，面对专业能力、社会人文的种种挑战，医师需要在经验、技术、知识、规范等各方面进行不断积累。在这个过程中，新医师会从科室前辈、相关培训、自身的工作与学习等各处汲取成长的养分。

不论是规培期间还是进入专业临床科室之后，前辈都在医师的成长中起到了重要的作用。带教老师与其他前辈会"手把手"地引领新入行的医师。在专业能力层面，前辈们通过一次次具体的实践锻炼新医师的专业技术，也在这个过程中渗透着他们沉淀下来的思维模式："他教你的更多的是这种思维，就是对于某一个病怎么来分析怎么来诊断它，或者是对于一个手术怎么来切，所谓的横着切竖着切，或者是在手术过程中要注意一些事情，所以顺着他那个思路来的。"（BJ202106GKK）"主任就会把你昨天晚上的事情说一下，你没发现的问题，主任他会很有经验，他会告诉你昨天晚上这个问题你处理的可能哪还有一点欠缺。今天我们要做一个手术，这个手术你们一二三这几个环节都捋清楚了没有？"（BJ202106NJJ）在人文层面，前辈们也会引导新医师如何理解患者、帮助患者："我们疼痛科每天早晨会有一段人文方面的交班，我们大家不光把病人的症状说了，他的身体上他是什么病来的……他现在除了身体上的疾病以外，他的内心上有什么痛苦是也是须要我们解决的，我们就会从身体上、心灵上、心理上一起地解决慢性疼痛的疾病，就会更快地去解决它。"（BJ202106NJJ）前辈们自身的成长经验也为新医师提供了借鉴："照着你的老师去做，他做过的一些事情你去做，他走过的一些弯路，他都提前告诉你了，你就尽量避免这些弯路……这样就会让你的进步更快一些。"（BJ202106NJJ）

在工作期间，医师也会得到培训机会，进一步提升自己。部分培训的目的是提高医师的专业能力。一些医院针对院内遇到的技术问题开展培训，使医师了解相关病症，有效提高了相关疾病的诊疗状况。另一些培训整合了医院外部的资源，使医师感到开拓了对自身职业的理解，能"学习前沿的一些东西知识"（DT202102FMY），"让我们在眼界这方面，还挺好的。"（BJ202106ZXY）部分培训针对医学伦理、医学相关法律规范展开，使医师在社会人文的方面积累到经验，"感觉到的是长远的。"（BJ202106ZXY）

对医师来说，最重要的依然是从自己的工作和学习中获得成长。一方面，医师需要从自己的临床工作中总结经验，提炼自己的思维模式："（新医生）欠缺的内容是自己病人的数量和时间上，病人的数量是在哪，相对来讲就给你考学一样，要有一定的题海战术，这肯定需要锻炼的，你见多识广……然后见到了才能（治好病人）。"（BJ202106ZXY）另一方面，医师也需要在工作内与工作外保持知识和技术的更新："医生参加工作是每天都要学习……因为所有的医学的发展，它不是'1'，你现在说这个病它就是'1'你可能过了10年以后，这个病可能就是'0'，都是根据每个人每个时期的这种发展程度或者认知来判断这个东西，所以他每天都在学习，你今天

做这个手术是对的，你明天有可能手术是错的。"（BJ202106GKK）

通过整合各方面的资源，医师在临床工作中不断地提升自己。医学兼具科学、社会和人文三重属性，这决定了医师在领域内的无尽探索。在这个意义上，医师永远在成长的路上。

二　职称：临床与科研之路

为达到职称晋升标准，医师需要满足考试、工作时长、工作数量、业绩成果、科研能力等几个方面的条件。其中，科研工作与医师日常的临床实践相差最大，也给医师带来了最大的压力。

根据调查，医师平均每日科研时间为 1.53 小时，通过图 5-25 可见，受访医师每日科研时长小于 1 小时的占 34.62%；科研时长在 1 小时（含）~2 小时的占 27.81%；科研时长在 2 小时（含）~3 小时的占 24.47%；科研时长在 3 小时及以上的占 13.10%。

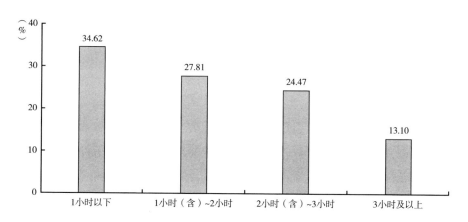

图 5-25　受访医师的科研时长情况

注：样本对"科研时长（小时）"的填答情况。

数据来源：2021 年医师调查。

如图 5-26 所示，从省市县各属地层级来看，省市级医院的医师平均每日科研时间多于县级医院的医师。县级医院医师平均每日科研时长为

1.26 小时；市级医院医师时长为 1.57 小时；省级医院医师时长为 1.61
小时。

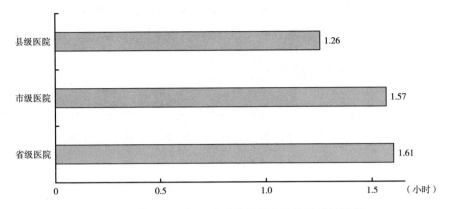

图 5-26 省市县三级医院受访医师每日科研时长情况

数据来源：2021 年医师调查。

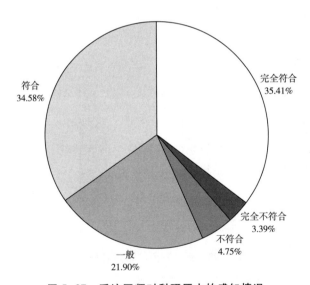

图 5-27 受访医师对科研压力的感知情况

数据来源：2021 年医师调查。

从医师的主观感受来看（见图 5-27），69.99% 的医师感受到科研、发
论文压力大。仅有 8.10% 的医师不认为科研、发论文压力大。

从职称来看（见图 5-28），中级、副高级职称的医师感受到的压力最大。55.71%的初级职称医师感受到科研、发论文压力大；77.91%的中级职称医师有相同感受；副高级职称医师中，79.36%的医师感受到科研、发论文压力大；正高级职称医师感受到的压力相对来说有所下降，但也有71.08%的医师有压力大的感受。

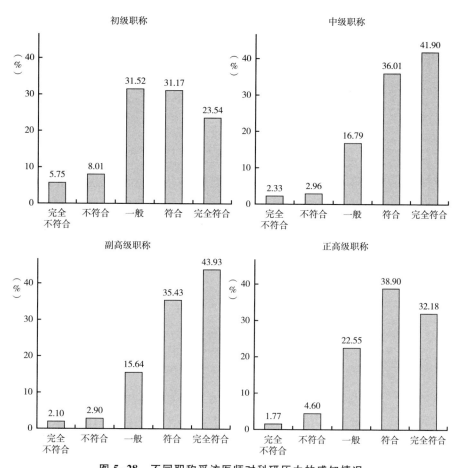

图 5-28 不同职称受访医师对科研压力的感知情况

数据来源：2021 年医师调查。

从医院来看（见图 5-29 和图 5-30），等级越高、属地层级越高的医院中，越多的医师感受到科研、发论文压力大。一级医院中，57.52%的医师

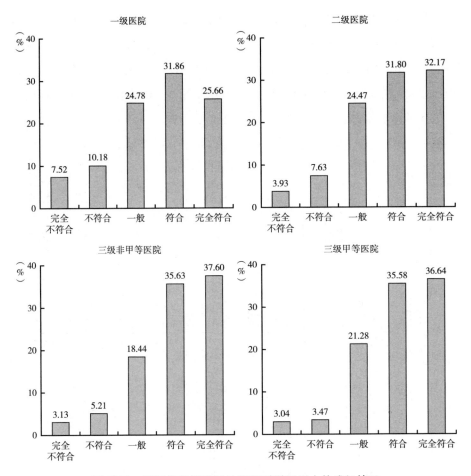

图 5-29　不同等级医院受访医师对科研压力的感知情况

数据来源：2021 年医师调查。

感受到科研、发论文压力大；二级医院中，63.97% 的医师有相同感受；三级非甲等医院中，73.23% 的医师感受到压力大；三级甲等医院中，72.22% 的医师感受到压力大。县级医院中（见图 5-30），65.10% 的医师感到科研、发论文压力大；在市级医院中，有此感受的医师占 68.81%；在省级医院中，此比例达到 80.15%。

医师普遍感到，以科研能力为职称评定的标准，给他们的工作带来了额外的压力。医师们大多认为，临床应该是医师工作的核心部分，也应作为职

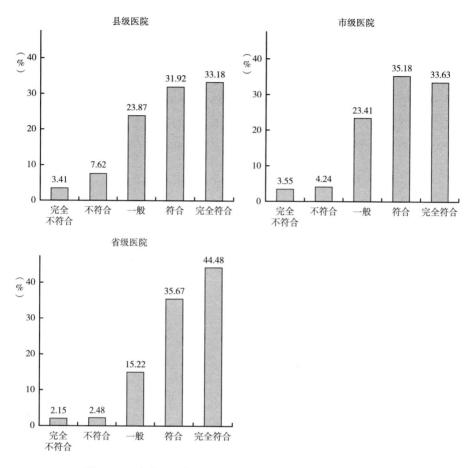

图 5-30 省市县三级医院受访医师对科研压力的感知情况

数据来源：2021 年医师调查。

称评定的核心标准。而科研工作的内容、性质与临床不同，其成果难以衡量医师的临床水平。以科研作为职称评定的关键指标，会造成医师的晋升体系与工作职能之间的偏差。北京的 L 大夫表示，临床与科研是以不同标准进行评价的工作，而"医师"的职业功能应该有更为明确的定位："我觉得科研是水到渠成的事，你要完全苛求科研的话，医生不是做科研的，医生是可以给病人看病的，他都去做科研的话，那谁来看病？我觉得没必要，我一直是个好医生，为什么你非要让我当个好科学家？我根本不想当科学家。他有科研人员干嘛非要医生做科研，是不是？"（BJ202106LGJ）H 大夫举了他们科室的例子，阐述了科研难以反映临床水平的现象："我们内科的话实际上你只要论文写得出来，可能嘴巴会讲一点，因为看病人实际上差不多的，不可能说你会看，他不会看，或者他会看，你不会看，很少是这种情况。"（QZ202102HRL）北京的 Z 大夫指出，不同科室的学科化程度不同，以科研作为评价医师的重要标准，也会造成科室之间的不公："现在是因为急诊这个工作特点，可能科研不如有些专科……急诊这个是不占优势的。"（BJ202106ZXY）

在时间精力的投入上，医师们常常面临着对临床与科研的取舍。相较之下，科研所带来的成果是显性的，因此科研工作也更受到绩效与晋升制度的青睐。而日常的临床工作却难以在短期带来可见的成效。医师们也从评价体系中感受到，科研能比临床获得更大的收益："对医生的要求就是你就要看病要去写文章，但是这个写文章现在好像成了主流了。你做了啥？做 100 台手术，不如发一篇文章，所以是这样的，你发文章越多，那么你的精神激励就会越大，你的各个方面得到的待遇越高，那么这个可能是有一点偏差。"（LZ202102YHT）这种评价体系对于科研的倾斜也使专注临床的医师感到失望："医院不要求发文章，但是你要晋升就要。比如说像我这样，我不申请，我慢慢就等着退出去了，就是这样子的，但是会有压力的，毕竟后面年轻人他追上你了，赶上你了，超过你了，你觉得很没劲，是这样子的。"（QZ202102HRL）

此外，医师的科研水平很大程度上取决于他能获取的科研资源的多少。是否有实验室、是否有科研团队等条件决定了医师的科研质量。北京的 G 大夫提到，他的科研成果主要有赖于团队的共同努力："跟上队伍来做，有的团队像我们科就有几个人……我们一直在讨论，讨论这个课题怎么做下去，或者人家发现了新的一个点，看看怎么用下去。"（BJ202106GKK）而另一方面，对于部分医师来说，缺少资源造成了科研上的困难："他们在做科研的话，他们要出一篇文章会比较容易，他们有课题，而且简单讲，他上面的话，很多教授他手上都有课题……我们哪里做科研，我们这个级别说实在很少，根本都没有实验室，你怎么做？我们最多就是比如说你这几年看的一些病人的治疗一些经验写出来……所以对我们来说资源是大的问题。"（QZ202102HRL）科研资源的分配很大程度上与医院区位、医院等级等因素相关联。这也使基层主要从事临床工作的医师感受到了晋升的困难。

医师们也体会到了以科研作为职称晋升重要指标的后果。晋升体系对于科研的倾斜致使部分较高级别职称的医师临床能力不足："也有国内有一些专家文章发的很好，但是不会做手术，不会看病。"（LZ202102YHT）"现在的情况都是好多主任，在临床待的时间很短，然后文章写了一大堆，最后位置很高……这种不踏实……内部人都知道这个人不会看病。"（BJ202106ZXF）"他根本没有怎么接触临床，让他突然去坐门诊……真的让他坐那边看病，不一定看得出来……但是你如果把这些资料给他，他可以从国内国外怎么拿你的文章给你讲一大堆，肯定没问题。"（QZ202102HRL）

面对职称评定，医师们艰难地平衡着科研与临床。对于科研带来的额外工作压力，医师们也希望能进一步明确医师的职业功能，减少简单的、机械的量化指标，增加对医师临床工作的关注。

第四节 社会态度：被"神圣化"与"污名化"的医师

近几年，医患关系越发成为社会关注的焦点，医师也感到了公众舆论带来的压力。根据调查（见图5-31），有65.43%的医师认为公众有误解，舆论压力大。仅有7.62%的医师没有这种感受。

一 两极化的报道：医师的"神圣化"与"污名化"

有医师总结，媒体对医师的报道经常处于两个极端："要么就是歌颂的，要么就是'砍人'的。"（BJ202106GKK）医师所感知到的舆论压力一方面来自医师形象的"神圣化"，另一方面来自"污名化"。

医师的"神圣化"是指部分宣传过度拔高了医师的形象，或是过度抬高了医师和现代医学的能力，使公众对于医师抱有过高的期待。此类舆论也

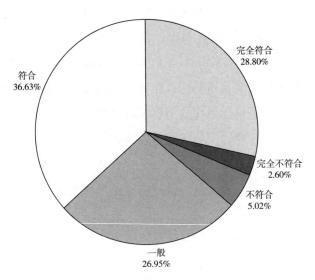

图 5-31 受访医师对舆论压力的感知情况

数据来源：2021 年医师调查。

造成了医师的压力。北京的 L 大夫认为："把医生宣传很积极，很牺牲、奉献，这些精神确实是应该有的，但不要一味都是这样。"（BJ202106LZG）一些医师认为部分歌颂医师的报道中存在一定的功利性取向："即便表达好一些是有求于医生。"（BJ202106LGJ）"你用着了医生，你就对医生好一些。"（BJ202106ZXF）"……都是一阵一阵的。"（QZ202102HRL）将医师形象崇高化、神圣化的同时，这样的做法也使医师被捆绑上了额外的道德义务，忽视了医师同样有普通劳动者的需求与权利。

同时，一部分报道过度宣传或错误宣传了医学案例，夸大了现代医学的作用，抬高了公众对于医师能力的期待。如部分报道对于小概率的个例进行过度宣传，使公众将偶然的成功当作必然："他在一个小镇里面碰见一个抢救时间长的病人，抢救成功了，很高兴，确实是成绩，但是这种情况当时各地报出来以后，老百姓会认为这不是个例，这是普遍现象。"（BJ202106ZXY）此外，另有一些报道缺乏医学专业知识或媒体责任心，误导了公众对相关疾病的认知：

比如你说几毛钱把小孩的肠梗阻治好了的这些事情……这是一种错误的情况了……根本原因没有去考察……它本身这个病不是肠梗阻……比如说你以前三毛钱一个开塞露把一个肠梗阻治好的……后来那个都解析了，不是那回事。（LZ202102LCJ）

包括当初有报道哪个医院，可能抢救了将近四五个钟头以后，还是五个钟头以后，终于（把病人）活了，但是我们知道这期间并不是说当中一点反应都没有，起码从开始抢救后不会一直都是心电图直线对吧，如果是一直直线的话，那就是死了。（BJ202106ZXY）

类似的报道形成了过度抬高医师与现代医学的社会舆论，使公众对医师抱有过高期待，也为医患关系埋下了隐患。

另外，医师社会舆论压力大的原因来自对医师的"污名化"。大部分医师认为，宣传报道相关医疗事件的媒体需要承担一定责任。通过图5-32可见，受访医师中67.18%的医师感到媒体、舆论对医疗纠纷问题报道不实，仅7.06%的医师不认同此观点。

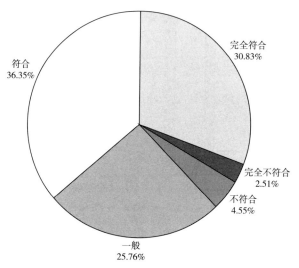

图5-32　受访医师对媒体报道的感知情况

数据来源：2021年医师调查。

从医院等级来看（见图 5-33），等级越高的医院医师感到相关报道不实的比例越大。在一级医院，有 57.97% 的医师有这种感受；在二级医院中，比例提升至 63.73%；三级非甲等医院中，69.90% 的医师感到报道不实；在三级甲等医院中，68.41% 的医师感到报道不实。

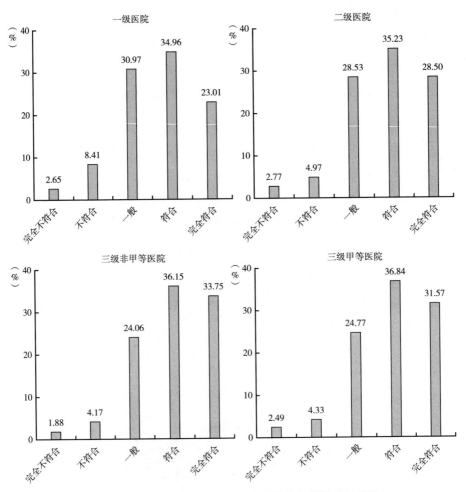

图 5-33　不同等级医院受访医师对媒体报道的感知情况

数据来源：2021 年医师调查。

部分报道对于疾病的错误认识、对于医师专业技术工作的缺乏了解，都可能成为舆论的导火索：

一段时间有很多媒体都说有一个是怎么着，说做完手术把肾给它切了，这是不可能的。最后不是查出来了吗？他肾萎缩了，然后看着小了可能不明显了，他认为给他切了，然后一些媒体也是用这个去博眼球，就说医生是给你切了，比如说类似的新闻对社会的导向很不好，从医生的角度来说，为什么非把肾给你切了？包括还有是做什么手术来的？是纱布留在体内，实际上是用纱布来填塞止血的，不是还有一个那个事？子宫里边好像是用来填塞止血的，最后说是留在里边了。（BJ202106FQ）

此外，医师们普遍感到，部分媒体为了自身利益，在报道中夸大相关事件、放大对立情绪。医师们希望媒体能以更专业、负责的态度进行更为客观、全面的报道：

任何报道需要客观的问题，客观的报道，但实际上当时报道的情况每个人理解不一定一样，不一定能反映出当时的真正的情况。我想一病人来看病，绝大多数医生是不可能（不负责任的）……都想帮助他的，只不过是能帮助多少的问题。（了解真相之后）再去客观地评价一件事情，一件事情有对的方面，也有错的方面，可能都有问题，但哪个多？哪个少？每个人角度不一样，理解不一样，就造成了一部分误导。（BJ202106ZXF）

舆论造成的社会后果由医师承担，这使医师感到总处于未知的舆论风险当中："如此所说的危险是来自这种你自己不知道的危险。莫名地中招（负面）舆论的这种危险。"（LZ202102LCJ）部分医师也对当下的社会舆论感到失望："可能媒体的导向（有问题），真正为我们医生发声的媒体，我觉得很少。"（BJ202106FQ）"我们的社会、我们的媒体没有善待医务人员，这一点是整个社会欠我们的。"（BJ202106LGJ）

二 医师的诉求："把医师当正常人"

无论是对医师形象的"神圣化"或是"污名化"，两极性质的报道使舆论的关注点偏离了医师真实的工作生活状态。很多医师表示希望作为普通人的一面被更多地看到。

首先说医生……你把医生塑造成白衣天使，我觉得医生都是普通人对不对？我们也有妻儿老小对吧？都需要生活，不要给我们那么高的帽子……包括一些新冠肺炎疫情最严重的地方是吧？医生肯定是义无反顾的，肯定是要去的……但是我们也是需要挣钱养家糊口……（BJ202106FQ）

这个媒体吧，对医生的宣传……有时候我们说医生把白大衣脱了，走出医院就是一个普通老百姓，你应该也要去关注他们很平凡的生活……不过你要说每一个（医生）都是牺牲自己，然后为了工作不要家庭，虽然是一个常态，但是有时候就觉得宣传可能还是有些过了。（BJ202106LZG）

我觉得我作为医生，我并不希望社会对我们的认可度碰到制高点，像那个有顶礼膜拜的，就没必要，就是正确面对这个职业就行。关键时候我觉得只要你敬畏生命，你就该敬畏这样一些维护生命的人。（BJ202106LGJ）

正常宣传就好了。不要需要的时候就是天使，不需要的时候就是……（BJ202106ZXY）

没有说全奉献，主要你得给我饭吃，对吧？你不能过度地宣传过度的事情，应该做的就是应该做的。然后刚才我想要说的一点是，不能完全用这个宣传让大家去奉献，去做贡献。奉献是要资本的，你有什么资本去做奉献，你没有家庭吗？没有孩子的压力吗？没有父母的养老吗？对吧？（BJ202106ZXF）

在职业身份之外，医师们也是丈夫或妻子、儿子或女儿、父亲或母亲，承担着不同的社会身份。他们与各行业劳动者一样，也嵌入工作、家庭与生活等多重的社会关系中。因此，医师们希望受到关注的不只是抽象的"医师"身份。他们真实而具体的生活也期待被看到，他们也期待得到社会的支持和理解。

第五节　多重压力之下的医师：认同与选择

在个人、医院、社会等各层面的影响下，在现实的压力与职业的价值之间，医师们也对自己的职业有不同的认同。如图 5-34 所示，48.43% 的医师认为在医院中存在以评职称、增收等为主要目标的氛围。与此同时，虽然，很多医师将"医师"职业作为毕生的选择，有 46.45% 的医师明确表示愿意一辈子从事医师职业，仅 17.59% 的医师有转行打算；但与之相对应的是，有 54.38% 的医师不希望子女从事医师职业，仅有 13.75% 的医师表示希望子女从医。即使在愿意终身从医的医师中，也只有 27.49% 的医师愿意子女从医。

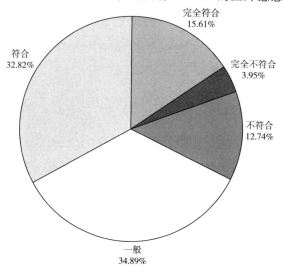

图 5-34　受访医师对所在医院功利导向的感知情况

数据来源：2021 年医师调查。

131

中国医师：群体特征与工作状况

可见，医师对于自身职业的态度处于种种矛盾之中。在访谈中，一方面，医师常常使用"辛苦""累""艰辛"等词描述职业生涯；另一方面，"珍贵""敬畏"等词常被用来描述医师所守护的生命价值。医师在感受到沉重现实压力的同时践行着神圣的医学使命。两者间的割裂成了医师工作的常态。或许也正是这种割裂，使医师在利益与理想之间有不同的选择，在自身与子女之间有不同的期望（见图 5-35）。

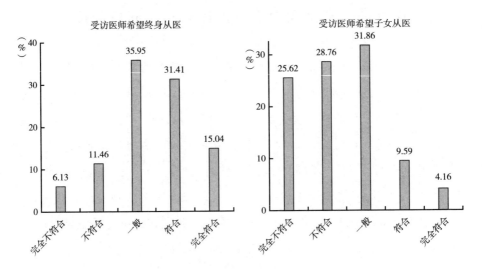

图 5-35　受访医师的职业认同情况

数据来源：2021 年医师调查。

132

第六章

医师对市场和科技的态度

市场机制和科技发展是近现代社会发展的两个重要特征，对医疗卫生事业的发展造成了巨大影响，进而也对医师群体的工作生活、对医患关系产生了巨大影响。一方面，对公立医院财政支持的变化是我国医疗卫生事业迈向市场经济的重要标志。新中国成立之初，我国的医疗卫生服务由政府及各单位组织进行提供。改革开放以来，我国医疗卫生改变了严格医院收支结余的国家财政全额管理机制，在对公立医院的收支结余逐渐扩大放权的同时，也开始鼓励社会力量参与办医。1993年颁布的《中共中央关于建立社会主义市场经济体制若干问题的决定》就明确指出要探索适应社会主义市场经济环境的医疗卫生体制。随着市场化改革，我国公立卫生机构提出了"建设靠国家，吃饭靠自己"的口号，其财政补贴内容逐渐缩小和聚焦。公立医院走向了企业化和股份制管理的道路，在一定范围内自主经营、自负盈亏。诚然，医疗卫生事业市场机制改革和医疗保障制度的结合，对缓解我国财政在医疗卫生方面压力，扩大我国医疗体系覆盖、增强医院发展的主动性等都具有积极的促进作用。我国财政在对医疗卫生投入不断上升的情况下，其占总医疗卫生投入的比重却在逐年下降。

但是，市场机制改革也产生了许多负面机制，例如"看病贵"的问题持续被社会所广泛讨论。为控制新冠肺炎疫情所带来的影响，以2019年和2020年两年为例，根据2019年和2020年《全国医疗保障事业发展统计公报》，2019年我国人均医疗费用较2018年增加12.4%，2020年我国次均门诊费用较 2019 年增加 11.6%，均高于当年人均可支配收入增速（2019 年为 8.9%，2020 年为 4.7%）。两年人均住院费用较上年度分别增加 6.3% 和 7.8%，高于当年 GDP 增速（2019 年为 6%，2020 年为 2.2%）。又如为了对公立医院进行补偿的药品加成销售却导致了"以药养医"的现象，促使公立医院为了增加收入而诱导病人"多买药，买贵药"。因而，以国家药品价格谈判为代表的当前不断深化的医疗改革，在很大程度上，也是在纠正以往市场机制改革所产生的问题，缓解医疗卫生市场化同医疗人文精神之间的内在张力。而以上这些医疗卫生市场机制改革中所出现的问题，都被以医院各种绩效制度的形式和社会对医疗卫生市场化认知转变的形式，转嫁到了医师身上，最终落地也反映在了医患关系中。

另一方面，科技的发展将医疗卫生事业带入了一个全新的阶段。尤其在 20 世纪，以青霉素和胰岛素等为代表的医药科技、以 X 射线和核磁共振等为代表的医学影像技术、以神经科学和遗传物质等为代表的生物基因技术，一个个划时代的科技发展将人类的医疗水平推向了前所未有的高度，天翻地覆地改变了医疗过程。医学科技的发展既改变了人们治疗疾病的手段，也改变了人们对疾病治疗的认知。在疾病治疗手段方面，医师和患者交流超越了最初的望闻问切，进入了一个设备扫描的时代。疾病不再是患者的自述或医师的主观决策，而是以科技指标作为判断依据。从而衍生出了医患关系不再是照护而是使用机器的服务等关于医患角色定位的讨论。医师与患者直接沟通的减少，进而削弱了医患关系。在对疾病治疗的认知方面，从政府到医院，都突出强调医学技术的研究创新。例如，国家和各级政府的医疗卫生财政拨款对临床重点学科研究具有重点的倾斜性支持。医院也开始实行技术聘任制，并在医师的职称评定和工资收入等方面加入了科研论文作为考核指标。科技的飞速进步也使得患者对于疾病的治愈持有更进一步的期待。这种期望的落空，也会使患者由失望产生出迁移于医师的负面情绪。

可见，市场机制和科技发展在改变医疗卫生体系的同时，也透过医院和社会影响着医师的工作生活，影响着医患互动的认知和过程。本次调研基于 2021 年医师调研，询问了医师在医疗卫生事业市场化过程和医疗科技发展的态度及影响，以期从市场和科技两个角度，描述当前我国医院医疗环境下，医师群体的工作生活状态。

第一节 对现有医疗形式的评价

在传统医学文化和现代医学发展双重作用下、在市场制度改革和引入社会力量参与的过程中，我国医疗卫生体系的组成已经呈现多样化的局面。除了医疗卫生机构类型得以丰富外，医疗卫生形式也表现出了多元状态。其中既有以我国传统医学为代表的中医，也有医疗发展历史原因中的乡村医师郎中，还有以民间生活经验为代表的医疗偏方经验。同时由于互联网技术的发展，网络问诊也成为医疗卫生的新形式。本次调研总结了"官方中医"（即正规医院的中医）、"民间中医"（即私人诊所、药店中的中医）、"江湖郎中"（即未具备正规资质的行医人员）、"医疗偏方"、"网络问诊"和"亲友经验"六类除主流现代医学诊疗外现存的医疗形式，并通过让受访医师对这六种形式的存在分别从"毫无意义"到"非常有意义"进行 1~10 打分，测量他们对这六种医疗形式存在价值的看法，调查结果见图 6-1。总体上，医师群体对官方中医的评价较高（平均得分 7.89），其次为网络问诊（5.38）和民间中医（5.28），对江湖郎中（2.48）、医疗偏方（3.11）和亲友经验（3.67）的评价低。可见我国医师群体对不同医疗形式的评判较为客观，主要以其背后的专业训练和科学资质为准。

分别来看（见图 6-2），医师群体对我国的传统中医体系，尤其是对在正规医院里中医具有较高的评价，在 0~10 分的赋值中，为官方中医赋值 8 分及以上的比例达到了 48.03%，接近一半；82.23%的医师打出了 6 分及以上的分数。价值评价的总体平均打分为 7.885，分布呈现明显右偏。相比之下，对私人诊所中的民间中医评价的平均分为 5.276，远低于官方中医。可见医师群体对我国的中医体系还是具有相当高的认可。比如在访谈中有的大夫就提到中医和西医在治疗中有相通之处，"中医也有科学的部分"（BJ202106BDF）；"中医这块治疗慢性病很好"（DT202102XZY）；"你在治

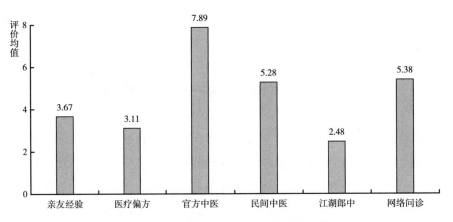

图6-1 受访医师对六种医疗形式的评价情况

数据来源：2021年医师调查。

疗每一个病的时候都要辩证的去考虑问题。中医讲就是这个变法，……你在治疗脑梗的时候要溶栓，溶栓的时候会不会出现抗凝，这都是一个很矛盾的东西，你得把握好中间这个量、这个度"（DT202102FMY）。他们更多是从是否经受过专业医学训练和具有科学资质的角度进行评判。因此这也不难理解为什么医师群体对于没有具备正式行医资质的江湖郎中的评价最低。

其对江湖郎中存在意义的平均赋值仅为2.479，认为江湖郎中的存在毫无意义的医师占总调查样本的55.22%。不出意料的是，医师群体对于医疗偏方和亲友经验的价值评价也很低，二者平均赋值仅为3.114和3.670，但仍高于江湖郎中。对于这一现象，一些医师也提到，这种医疗偏方多为食补等方面，虽然没有治疗效果，但毒副作用较小，患者在察觉没有治疗效果后还是会前往医院；但江湖郎中随意开药可能就具有毒性，何况其对自身错误的自圆其说，更会导致病人病情加剧。相比之下，伴随互联网发展，网络问诊获得了医师一定的认可，其平均价值评分为5.384。事实上，对于互联网问诊，医师群体的态度是矛盾的，曾经在春雨、好医师等网络问诊平台注册过的F大夫就表示，网络问诊有好的一面，比如既对于一些轻微或常见病情，既能让患者少跑路，也能通过网上咨询付费获得一些收入（访谈中有医师提到同事能获得1000元每月的额外收入）。"可是医师的工作很忙，往

往顾不上或忙起来就忘了回复网络问诊的病人，反倒让病人付费后失望，造成更大的不方便。"（DT202102FMY）

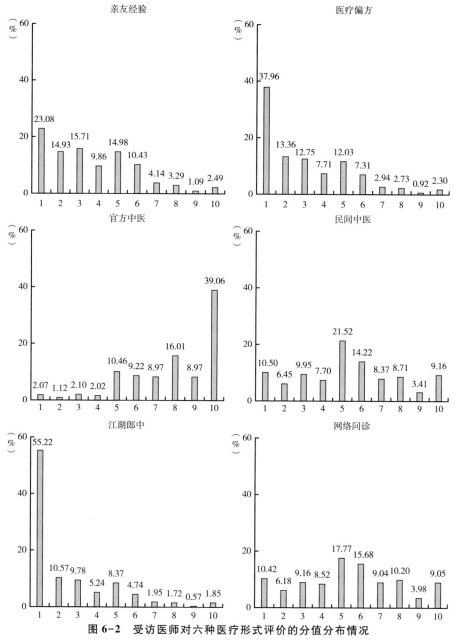

图 6-2 受访医师对六种医疗形式评价的分值分布情况

数据来源：2021 年医师调查。

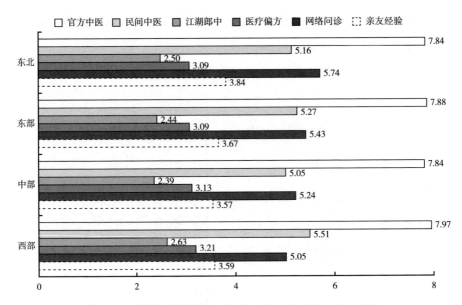

图6-3 不同区域的受访医师对六种医疗形式评价的情况

数据来源：2021 年医师调查。

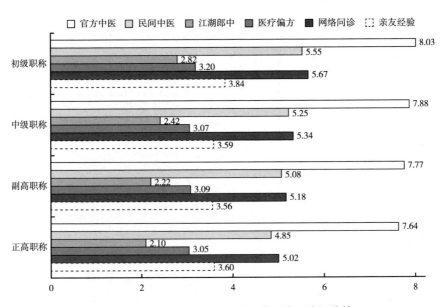

图6-4 不同职称的受访医师对六种医疗形式评价情况

数据来源：2021 年医师调查。

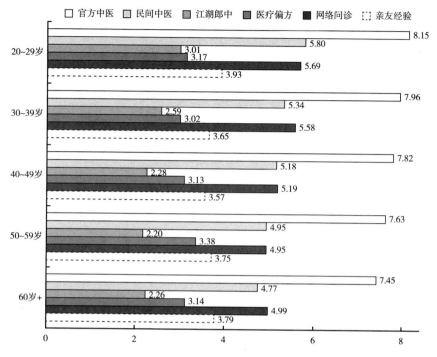

图 6-5　不同年龄段的受访医师对六种医疗形式评价情况

数据来源：2021 年医师调查。

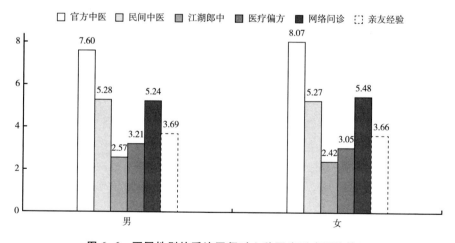

图 6-6　不同性别的受访医师对六种医疗形式评价情况

数据来源：2021 年医师调查。

如图 6-3 至图 6-6，按不同区域来看，西部医师群体对于中医的价值评价显著高于东部的医师，而对网络问诊则显著低于东部。按不同职称分类后，可以发现随着职称的晋升，医师群体对于中医和网络问诊的价值的评价是逐渐降低的，而对亲友经验的评价则有小幅度的升高。这同不同年龄段对医疗形式的评价具有相似趋势，即年龄越大的医师对中医和对网络问诊的评价就越低。例如年龄在 20~29 岁的医师，对官方中医和网络问诊的评价较 60 岁以上的医师分别高出近 10%，对民间中医的评价则高出近 20%（均在 0.1% 的置信区间下显著）。由于职称和年龄具有较强的相关性，本报告认为，对网络问诊的评价随职称和年龄的升高而减低，可能是因为互联网作为新兴事物，对年龄较大的医师群体具有更高的操作门槛和学习成本；此外，访谈中许多医师都提到临床经验的重要性。对于重视临床经验的医师，会认为互联网问诊无法更全面地了解患者病情。有趣的是，女性医师对官方中医和网络问诊的评价分别为 8.07 和 5.48，在 0.1% 的置信水平下显著高于男性医师的 7.60 和 5.24。

第二节　市场化总体特征

一　医疗服务收费

如前所述，我国医疗卫生体系进入市场机制改革后，最显著的特征之一即政府财政支持占比逐渐下降，个人和社会的参与增强。在这种市场机制改革下，社会上出现了"看病难"和"看病贵"的声音。因此，本研究调查了医师群体对于档期医疗服务收费水平的看法，具体分为"太低""低""正好""高""过高"五个评价。调查结果如图 6-7 所示。

在调查中，认为当前医疗服务收费水平"低"或"太低"的医师占总样本的比重达 65.77%。认为当前医疗服务收费水平"正好"的医师占总样本的 23.35%。仅有 10.88% 的医师认为医师服务收费"高"或"过高"。有医师在访谈中用类比来表示，"以前一碗面 1 块 7 的时候，一个挂号费 2 块，

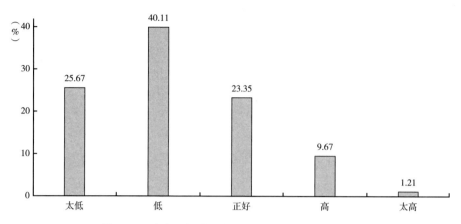

图6-7 受访医师对医疗服务收费水平的评价情况

数据来源：2021年医师调查。

现在都多少年了，一碗面都涨价成多少了（16块），一个挂号费还在处于七八块钱的状况，外面擦个皮鞋也这么贵。"（LZ202102LCJ）一边是医师群体认为医疗收费水平低，一边是社会上"看病贵"的声音不绝于耳，这不禁形成了一个悖论，究竟我国的医疗收费水平高还是低。

事实上，当前被社会所关注的医疗费用的居高不下，并不全是，甚至不主要是医疗服务收费造成的。从医药费顾名思义可知，当前的医疗收费主要由两部分构成，一部分是医师为患者诊疗时的费用，主要为挂号费；另一部分则由患者在治疗过程中的药费组成。诊疗费用和药费形成了一个倒挂，即通过辛苦学习积累专业知识的医师，其诊疗收费，即我们所说的挂号费，通常较低；而药品的价格则往往居高不下，成为人们"看病贵"的主要原因。访谈中许多医师也确认了这一问题。"挂号便宜，主要是药贵，我们讲中国就是人工便宜。医生我们早上三四个医生去查房各个几个职称的都有，主任到主治医生都有，我估计诊疗费可能最多才收三块两块。"（QZ202102HYS）因此，正如一位医师在访谈中所说，"它（当前的医疗卫生收费）具有不合理的过于低廉的地方，也有不合理的昂贵的地方，两方面都有，其实更多的是一种资源的错配。"（BJ202106BDF）在这个错配中，患者认为自己所花费的价钱都被医院和医师所占有，从而将医疗过程中的怨气转移到医师身上，进而出现了医患关系恶化的社会事件。但让医师委屈的是，患者在药品上的花费，在近些年来的医改和药改之后，也并没有落在医院里，更不用说医师群体能够从中获得收入。诚然在市场机制改革之处，许多地方的医院可能存在曾经引起社会广泛讨论的医院"以药养医"现象。但姑且不论这些收入是否能分给医师群体，当前的医改极大地削减乃至取消了医院在药品方面的加价，医师就更难以获得这些所谓的"收入"。如果说从前医院还可以作为药品销售的合作者，对药品定价有一定的话语权的话，现在这种情况就更加少见了："医院是给这些药厂器械厂打工的，……看病贵是谁造成的？定价权是谁造成的？医院没有任何话语权啊。"（BJ202106ZXY）因此，相比之下，作为为患者提供医疗服务的主体，作为诊疗过程中最重要的参与者，医师群体会觉得付出并没有获得应有的回报和尊重："给我的那点钱（指挂号费）不足以体现我的知识水平，也不足以体现我的知识付出。"（BJ202106ZXF）甚至在一些时候还要受到各种因素的影响而收入受损，"（有的患者）在北京辗转好几家医院，到时候就要把这个病看好，还不交钱，还要求你医院给他钱，……说句实话医院不会亏，药厂不会亏，所以损失的是谁。工资也好奖金也好或者绩效也好，（医生）总会受到损失。"（BJ2021ZXY）最后导致医师成为许多社会事件的"替罪羊"，"好多的矛盾转嫁在医生身上，医生就成了整个的主体，它本身是一个主体，但是它不应该承担社会责任的主体。"（DT202102FMY）

当然，面对药品价格昂贵，医师群体也表示出了一定的理解。毕竟每一款药品从研发到能够量产，背后也是药厂的巨额投入。但这种理解并不代表医师群体就会认为这种现象理所应当，对病人的经济负担心安理得。"国外像很多公司，有的甚至花了将近10亿才把药物研究出来了，确实起到一个革命性的作用，（限制药价）你怎么让人家赚钱，那也是应该给人家赚钱的，但是你要回过来想说，病人他受不了，他承受不了这个负担。"（QZ202102HYS）因此，六七成左右的医师在为患者诊疗时会考虑患者的经济情况和医保情况（参见本书第七章"医师与患者的沟通互动"），例如Y

大夫提道："指南推荐这种药物，那么我们再去选择他的厂家或者他是进口的，但是我个人呢，有时候还是要考虑到这个病是不是医保，它是不是医疗保险报销的，……尽量就患者的情况思考，我们去解决一点问题。"（LZ202102YHT）另外，医师群体也看到了当前我国医药改革所做出的努力。当前的医药谈判的确为降低大众的医疗费用作出很大贡献："（现在药品价格谈判以后）药品的价格明显下降，好多药品降价降得很明显，一些进口的药都给降得挺厉害的。老百姓确实得到了实惠。"（DT202102FMY）但是，一些医师也表示，目前医保中的药品目录仍然存在一定的问题，应该多考虑一线医师的意见，"我们的药品和医保目录不一样，比如说这个药，我们在临床使用的时候，这种疾病有效，但是药品目的是需要的。但是医保定的时候，它这个药只局限于什么病（能够使用），它缩小了药品的使用范围，……所以确定医保目录是不是应该多确切的征求临床一线工作专家的意见。"（LZ202102YHT）

在讨论了医师样本总体对我国当前医疗服务收费水平的意见后，本报告进一步探索了不同群体特征的医师对医疗服务收费水平的看法。如果将医师群体对医疗服务收费水平的看法从"太低""低""正好""高""太高"按1~5的评分赋值，可以明显看出，处于经济越发达、条件越好的医院的医师更倾向认为当前医疗服务收费水平偏低。首先，如图6-8所示，从所处地域分布来看，东部地区的医师群体对医疗服务水平的综合评分为2.13，在0.1%的统计意义上显著低于东北地区医师的评分2.40，西部医师的评分2.28和中部医师的评分2.23。另外，东北医师的评分也在0.1%水平上显著高于西部和中部。即东部地区的医师比其他地区的医师更加认为我国当前的医疗服务收费低。分省份来看，云南、吉林、江苏和上海的医师最倾向于认为我国当前医疗服务收费水平偏低，而新疆、青海、辽宁和江西的医师则相对其他省来说对医疗收费水平的赋值较高。但需要注意的是，所有区域，所有调查省份中的医师群体，其平均赋值均低于3分，即各地医师都更倾向认为当前医疗服务收费水平低。

其次，从医院特征来看（见图6-9），按医师所在医院的所有制类型划

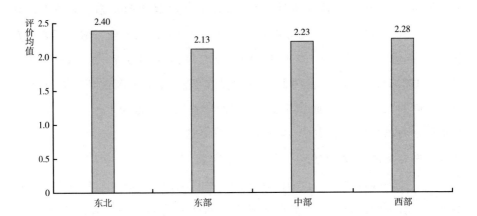

图 6-8　不同区域受访医师对医疗服务收费水平的评价情况

资料来源：2021 年医师调查。

分，公立医院的医师对此的平均评分仅为 2.20，混合所有制医院和民营非外资医院的医师对医疗服务收费评分分别为 2.25 和 2.42，而民营外资医院医师感知到的医疗服务收费水平最高，其评分达到了 2.70。可见，公有化程度越高的医院，其医师越会觉得医疗服务收费低。这在很大程度上也是因为，在我国社会主义制度下，医疗卫生作为一项具有公益和公共安全属性的

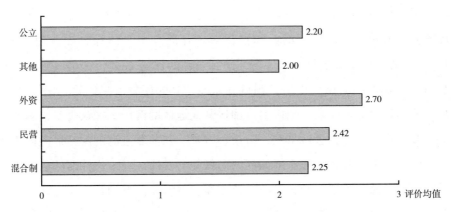

图 6-9　不同所有制的受访医师对医疗服务收费水平的评价情况

数据来源：2021 年医师调查。

事业，国家对医疗服务费用进行了限制。在按医院等级划分中（见图 6-10），可以看到所在医院等级越高的医师，越会认为当前医疗服务收费水平偏低。从一级医院到三级甲等医院，其医师对医疗服务收费水平的态度，从评分 2.53 沿着医院等级的上升平稳下降到 2.16，趋势十分明显。这可能与当前"分级诊疗"体系尚未完全建立，人们倾向于去大医院就诊有关。这使得大医院的医师工作内容和工作压力大于相对较小的医院医师，从而产生服务收费不足以抵消或缓解工作压力的想法。

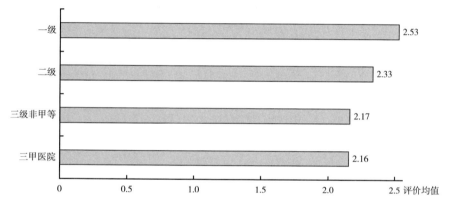

图 6-10　不同医院等级的受访医师对医疗服务收费水平的评价情况

数据来源：2021 年医师调查。

第三，从医师个人的工作特征来看（见图 6-11、6-12），职称越高、年龄越大的医师，越会觉得当前医疗服务收费水平低。这一方面与年龄大的医师经历了挂号费相对于其他物价的增长缓慢有关，如前文提到的访谈中医师将服务收费同吃饭类比，而年轻医师这样的直观经历少。另一个可能的原因是，职称高、年龄大的医师积累了更多的临床经验，具有更加丰富的专业技能和医疗水平，从而在挂号费与职称较低、年龄较小的医师比较中，更可能产生相对剥夺感。这一点也可以在不同受教育程度的医师对医疗服务收费的态度中看得出来。具有博士学位医师对当前医疗收费的评分为 1.871，远远低于学历为大专或本科的医师的 2.756 和 2.629。受教育程度越高，其感受到的付出与回报不相等就越强。随着现代社会对医师的学历要求越来越

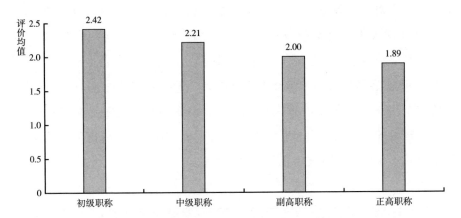

图 6-11　不同职称的受访医师对医疗服务收费水平的评价情况

数据来源：2021 年医师调查。

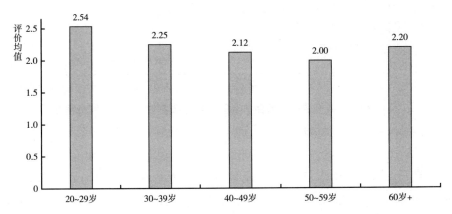

图 6-12　不同年龄段受访医师对医疗服务收费水平的评价情况

数据来源：2021 年医师调查。

高，对医药服务收费过低的声音可能会越来越大。同时，有趣的是，收入越高的医师，越倾向认为医疗服务收费水平偏低（见图 6-13）。一个可能的合理解释是，医师的收入水平同其所在区域、职称和年龄具有一定的正相关，收入高可能代表该医师处于经济发达地区或大医院中，也可能代表该医师职称高、年龄大。

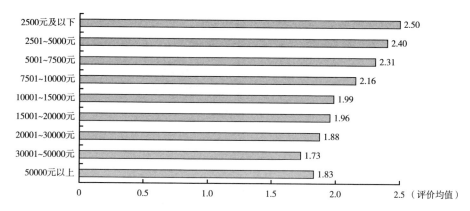

图 6-13 不同收入水平的受访医师对医疗服务收费水平的评价情况

数据来源：2021 年医师调查。

综上可以看到，我国医师群体越是处于经济相对发达地区、处于大医院，越具有更高的职称，就越会认为我国目前的医疗服务收费水平偏低，不足以体现医师的价值和医师群体的工作付出。一方面，这个现象进一步说明了建立完善的分级诊疗体系对缓解我国医疗卫生压力、减轻医师工作压力，缓解医患关系的重要性。另一方面也说明了当前医改中对于药价谈判的必要性。要平衡药费和医师服务费，在不增加患者支出的基础上，使医师群体能够更大的受益，从而增强医师群体的职业获得感。

二 医疗市场化对医师的经济影响

市场化机制所带来的改变是全方位的，它不仅会改变医院对医师的任务和考核要求，同时也会改变医疗卫生产业的上下游关系以及相关的社会观念。在本小节中，本报告将对市场化改革对医师收入水平的影响，同时也将就社会所关心的"以药养医"现象，调查医师群体遇到医药代表游说的现象。

首先，本报告向医师群体询问了对于"医疗事业市场化为我带来了更高的收入"这一说法的态度。其中部分或完全同意市场化带来收入提升的医师仅占调查样本的 14.88%，低于不同意或完全不同意占调查样本的 35.32%（见图 6-14）。由此可见，从医师的角度来看，过去的医疗事业市场化改革

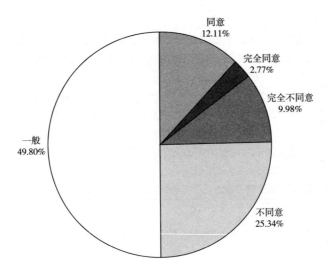

图 6-14　对于医疗事业市场化带来更高收入的看法情况

数据来源：2021 年医师调查。

并未带来收入方面的提升，或者说至少没有达到应该有提升水平。结合第三章"医师的收入情况"中的分析不难发现，之前的市场化改革，为医师带来了与市场机制接轨的工作内容和工作压力。但在责任提高的同时，医师的权利保障却并没有得到同步的提升。这固然与医疗行业的民生属性有关。从以人为本的角度出发，我国医疗卫生事业需要照顾社会的绝大多数人群，不能走西方完全市场化的道路。但如果单纯鼓励医师的奉献精神，不为医师群体提供相应的补偿，则会打击医师的工作主动性和积极性。"有机会更想去私立医院。私立医院机制、体制灵活，约束少。"（DT202102XZY）

　　对于医疗事业市场化是否带来收入增长这一问题，不同等级的医院医师也表达了不同的意见，具体呈现 U 字型趋势（见图 6-15）。即相比于以三级甲等医院和社区和乡镇卫生所为代表的一级医院的医师，二级医院的医师在 0.1% 的统计水平上显著更倾向认为市场化没有带来自己的收入提升。这同样也可以在"分级诊疗"不足中找到原因。社区和乡镇卫生所满足了人们的日常需求，而一旦有较大疾病，人们就又倾向去最好的医院。从而，市场化带来的医院招揽患者的动力和人们自由选择就医，使得我国医院体系呈

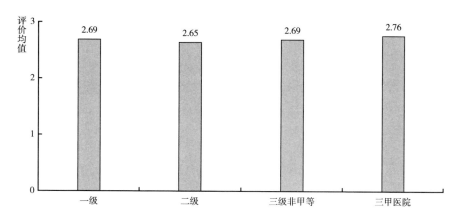

图 6-15　不同医院等级受访医师对市场化下个人收入的评价情况

数据来源：2021 年医师调查。

现出了中间弱的现象。相似地，医师的受教育程度对此问题的影响和医院等级一致（见图 6-16），也出现了本科学历的医师比大专及以下学历和研究生学历的医师更不赞同医疗事业市场化在其收入上的作用。这可能是因为人才虹吸效益使得学历和医院等级具有高度的相关性。

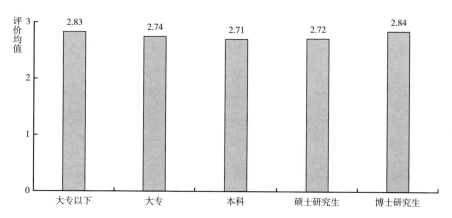

图 6-16　不同受教育水平受访医师对市场化下个人收入的评价情况

数据来源：2021 年医师调查。

其次，医疗事业市场化的同时，药品也进入了市场化的阶段。如前所述，随着中国不断地开放，海外药品进入中国市场，药品价格市场也越来越复杂，竞争越来越激烈。一些药企也会试图通过医药代表同医师建立关系，以求以各种手段游说医师多开出自己的药。本次调查就医师在工作中是否常遇到医药代表提出给回扣以售药进行了调研（见图6-17）。超过74%的医师对此问题表达了否定态度，仅有5.68%的医师认同这一说法。可见当前，真正遇到过医药代表提出给回扣的医师只是少数，更别提这其中也有医师会拒绝这一提议。因此，社会上所说的医师引导患者购买特定药物的事件，在当前可能并不是大多数情况，只是一些突出事件引发的医患之间的猜疑。社会中经常流传着这样的说法，即大医院医师会拿医药代表回扣，因而建议人们在大医院开处方去外卖的小医院和药店拿药。本次调研却发现了与之相反的结论。这种医药代表提出给回扣的现象，三级甲等医院的医师固然相对三级非甲等和二级医院的医师，有更高比例会碰到医药代表提出给回扣的现象，但却并不是最高的。反而一级的基层医院的医师遇到此现象的情况最多，其按1~5赋值后平均评分达到了1.982，显著高于三甲医院医师的1.913。

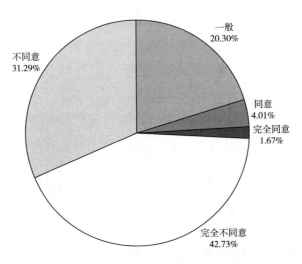

图6-17　是否遇到医药代表给回扣的情况

数据来源：2021年医师调查。

三 医疗市场化对医师的社会影响

除经济利益外，本报告也汇报了医疗事业市场化对医师社会层面的影响。

相比与市场化对医师收入的影响，在市场化是否带来社会地位的提升这一问题上，赞同与反对的比例差距进一步扩大。仅有 11.79% 的医师部分或完全同意市场化能够带来其社会地位的提高，对此不同意或完全不同意的医师比例则达到了 41.22%（见图 6-18）。可见对于医师这在传统观念中救死扶伤的职业来说，市场化很可能因为使得本有的道德属性染上了经济利益，反而降低了其原有的社会评价："整个社会对医生的认识很一般，不能说完全消极，但是很一般。"（DT202102FMY）这种市场化和社会地位之间的矛盾，既是当前医师作为一种职业理应获得与之工作付出相衬的经济收入和传统观念中医师悬壶济世的道德角色之间的矛盾，也是在中国转型过程中的，传统文化同现代社会碰撞所产生的矛盾。举例来说，一些患者可能认为看病只是医师当下情境中的举手之劳，而忽略了过去医师为此专业技能所付出的价值。这既让患者给医师戴上了"向钱看"的帽子，也让医师觉得自身的

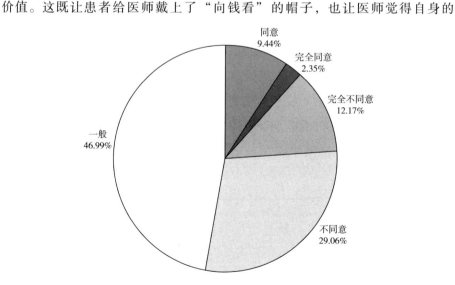

图 6-18 对于医疗市场化带来社会地位提升的看法情况

数据来源：2021 年医师调查。

价值没有受到尊重。例如访谈中，有医师提道："中国是医生最便宜的了，但是也有很多这种情况，我们都有一种那种怪圈，很多病人觉得我只是问你几句话，或者让你看一个化验单，你就要我挂号，这个有点矛盾，上次有个病人就是这样子，我在门诊，他来了叫我看，我本来是想给他看的，他态度不好，我说你总要挂个号，他说我就是问一下，我说你没挂号我怎么给你看，他就不干了。"（QZ202102HYS）对于这其中的矛盾，既不能就此否认医师这一职业救死扶伤的神圣性，完全用金钱来使医师治病成为纯粹的利益交易或服务购买；也不能过分宣传医师舍己为人的一面，从而给医师戴上道德的枷锁，又让大众对医师报以超出常理的期待。访谈中的医师们也希望，这种道德是他们自律的体系，而不是外部强加的绑架。对于医师来说，他们更愿意大众将"医师"看作一个普通人的职业。

分区域来看，中部省份的医师比其他地区的医师更不认同医疗市场化提高了自己的社会地位。按医院等级来看，三级甲等医院的医师在该问题上比其他级别医院的医师更认可市场化带来的社会地位。这可以从当前人们对三甲医院的追逐中获得答案。毕竟在市场化选择下，人们更愿意去三级甲等医院看病，从而也就更重视同三甲医院医师的关系。而低等级的医院在这种不合理的诊疗分布机制中，自然也就对自己在市场化过程中的社会地位不乐观。在医院所有制方面，作为医疗市场化改革的成果之一，普通民营医院的医师反而比外资和公立医院医师更不看好自己在市场化进程中的社会地位。这既说明了社会仍然对普通的民营医院信心不足，也说明公立医院的公有制能够带来一定的社会加成。这从一个方面解释了，为什么有的医师虽然羡慕民营医院机制灵活，但仍愿意留在公立医院中。这说明在公立医院目前凭借所有制优势留住医疗人才的基础上，如何能够进一步激励医师是后续医改的重要议题。

医师的社会地位一方面体现在其医术上，通常医术高超的医师会被人们所尊敬；另一方面也体现在医师的医德方面。如果医德方面有欠缺，医术再高超，人们也只会对其建立金钱方面的利益关系，不会真正从社会地位方面对该医师尊重。医疗市场化为社会带来了级别越高的医院，医师的社会地位越高这一观念。虽然近45%的医师认可级别高的医院中医师的医术更高

（见图 6-19），但在医师群体的眼中，医术和医德并不直接相关，更不和医院等级相关（见图 6-20）。这也从另一面解释了，为什么市场化并未能带来

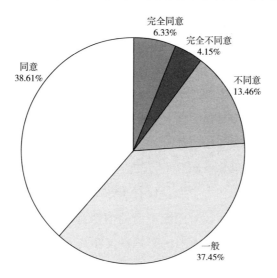

图 6-19 对医院级别与医术相关性的看法情况

数据来源：2021 年医师调查。

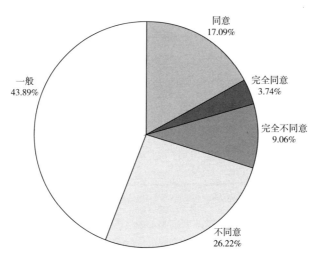

图 6-20 对医院级别与医德相关性的看法情况

数据来源：2021 年医师调查。

医师社会地位的提升。因为在市场化的逻辑下，医师的医术有可能会因经济激励而提升，但医德则是医学人文教育的范畴，是社会道德和价值观的反映。市场化对此的影响并不直接，甚至还可能因文化冲突而产生反作用。

四 医疗市场化对医患关系的影响

本次调研还询问了医师对于医疗市场化对医患关系影响的看法。医师这一职业也是"整个社会矛盾的简化，（医患矛盾）是社会矛盾在我们这个行业里面的体现。"（LZ202102YHT）因此医患关系的变化也确实是市场机制在我国社会展开的结果之一。

在此次调研中（见图6-21），仅有13.61%的医师不同意医疗市场化会让医患关系变差这一说法，对此表示赞同的医师则达到了48.19%。可见医师群体也认为市场化对医疗事业的影响不仅在其工作上，也负面影响了医患关系。

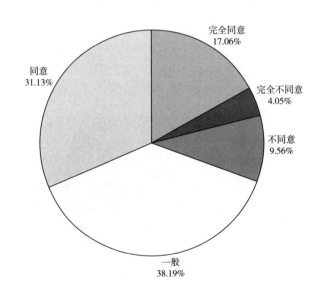

图6-21 对"医疗市场化导致医患关系更差"的看法情况

数据来源：2021年医师调查。

值得关注的是，虽然职称和年龄越高的医师越认为当前的医疗服务收费水平低，但他们同时也比职称低或年龄小的医师更认同医疗市场化会破坏医患关系。在这里也可以看出在我国医学人文文化下，医师群体尤其是年龄大、职称高的医师们，本身的态度是纠结的。一方面，这些医师很希望自己的价值能够通过挂号费得到认可和体现，即一种更开放的医疗市场；但另一方面，这些医师也担忧医疗市场使得医患关系变得更差。这并不是医师们的自相矛盾，而是在以经济收益作为衡量指标的市场经济下，医师群体对于既想实现自身专业价值又想实现自我职业道德价值的无奈。这些医师们深知自己的专业技能在市场机制下只能通过经济收益来衡量。这种衡量指标除挂号费外还有医院给定的绩效指标等。但其悬壶济世的职业价值又往往与市场化之下的社会贫富分化现象相冲突。相比之下，年轻的医师可能因为生来就在市场经济的浪潮中，所以更能接受市场化同医患关系共存的现状。此外，就医院等级来说，级别越高医院的医师也会更认同市场化对医患关系的负面作用，其中三级甲等医院医师对此问题进行 1~5 赋值后的平均分达到了3.489，显著高于一级医院医师的 3.283。这也可能是因为当前三级甲等医院本身市场化程度较低级别医院高，且其医师每日接诊病患多，遇到纠纷的概率也相对较高。因此对市场化和医患关系之间的关联更有感触。

第三节　科技化总体特征

如本章开始所述，科技对医疗卫生事业带来的改变是多方位的。其中既有对医疗手段的变化，也有医疗认知的改变。认知变化中，科技化为医师所带来的科研论文压力在医师工作内容报告中已经做了详细的介绍。本报告主要探讨科技对于医师日常诊疗工作和医患沟通的影响。

一　科技化的效果与效率

不可否认，在医师群体看来，科技的介入实实在在提升了诊疗效果，也增进了医师群体的工作效率。在诊疗效果方面，同意或完全同意"先进的医疗设备有助于改善诊疗效果"的医师比例高达 74.64%，仅有 3.95% 的医师提出了反对意见（见图 6-22）。在工作效率方面，同样高达 75.61% 的医师同意或完全同意"先进的医疗设备和技术的引入提升了我的工作效率"，对此持反对态度的医师仅占总样本的 2.47%。

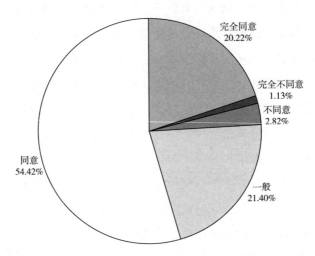

图 6-22　对"先进的医疗设备有助于改善诊疗效果"的看法情况

数据来源：2021 年医师调查。

对于医疗设备所带来的巨大改变，许多医师在访谈中也表示了赞同，并列举了很多例子。"（关于把脉）当时没有心脏彩超，后来心脏彩超出来了，你听脉有什么用，花这么多时间积累这个就没用了。科学就是那么可怕，一个人这方面的努力全部没用了。中医能把脉出怀孕很厉害了吧，可是彩超做一下马上就知道了，都不用说彩超了，直接去做个试纸就完了。"（QZ202102HYS）"现在的科技进步肯定不是过去一个体温计一个听诊器能够比的是吧？技术再高，你比如说心脏的问题，你可能听半天，可能对于年纪比较长的，能听出一些问题来，但是有一些问题是听不出来的，现在比如说做一个彩超就很明显，做个 CT 后，我觉得结构就看得很清楚。"（BJ202106FQ）除了医疗设备外，互联网技术的发展也为医疗卫生事业的发展和医师诊疗效率带来了极大的促进。例如"互联网医院，挂号、预约都方便，下一步就是坐在家里就可以看病"，医师也可以实现远程会诊，所以要加大医院的信息化建设和医师的信息化水平。（DT202102XZY，QZ202102HYS）

诚然，科学化给予了医师效率提升从而缩短了诊疗时间，但同时也"连本带息"般地收回了时间的剩余。毕竟科技的进步是有"代价"的，是需要无数与之相关的科学家对此进行付出和钻研。医师作为面对疾病的第一线专业人士，自然在享受科学红利的同时，也被套上了科学的枷锁。正如在第五章"医师的工作压力"中所分析的，科研填充了科技所带来的诊疗时间结余，甚至带来了更强的工作压力。这种科研与临床的冲突，也让许多医师产生了矛盾的心理，"既是医生，也是科学家，但首先是医生，然后才是科学家"（LZ202102YHT），"我一直是个好医生，为什么非要我当个好科学家？我根本不想当科学家"（BJ202106LDF）。

二 科技化对疾病认识的影响

此次调研还询问了医师群体对疾病治疗体系化的态度。通过问题"每种疾病都有一套体系化的，对绝大多数人适用的治疗方案"来测量医师对于疾病治疗类型化的态度。其中同意或完全同意这一观点的医师占比达到了57.64%（见图6-23）。从"完全不同意"到"完全同意"按1~5赋值后，此项问题的平均得分为3.555。可见随着医疗技术的发展，超过半数的医师还是认同疾病的类型图谱已经基本建立。可是如果说疾病的治疗方案都已经体系化，那么医患对于疾病的治疗为什么还会有许多的矛盾，难道医患矛盾的发生都是基于主流之外的小概率时间？

事实上，科技建立在概率的基础上，关注占据显著地位的主体数据和不断细分的类型关联。而现代医学是现代科技的高度体现之一。对于医师来说，即使已经有了很多体系化的方案，疾病的治疗在很多情况下依然会让其陷入矛盾的境地。因为不同于机器，人在现代医学背后的生物性之外，还具有社会属性。这种社会属性超然于科学研究之外。例如在L医师面对是否要给病人进行截肢时的一个案例中，从当时生物治理和消除副作用的角度，

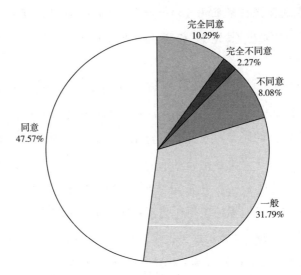

图 6-23　对疾病治疗体系化的看法情况

数据来源：2021 年医师调查。

截肢都具有一了百了的效果，而保肢则需要更高的技术要求，更多的花费投入，具有更高的后遗症风险。但是如果考虑到病人今后的工作和生活，截肢在生物性方面的治理优势就不再那么突出。因此"医疗永远也不是一个单纯的科学行为，虽然它是一门科学，所有的基础都是从科学研究出来的，但是你所有的行为都是一种社会行为和理念"（BJ202106BDF）。另一方面，人具有天生的复杂性。我们可以根据疾病的客观属性进行类型化的划分，但由于每个人都是有不同的工作生活经历和心理性格等方面组成，我们又无法对其进行精确划分。"咱们这个行业不像其他行业，它不是一个管理的行业……咱们面对一个复杂具体的人群的时候，治疗是不可能同质的。同一类疾病发生在不同的患者身上也是不一样的。所以这涉及方方面面的因素。"（LZ202102YHT）

从而，现代科技所带来的以病为主的医疗理念，将疾病的认知以还原论的色彩转移到了引发疾病的客观因素上，例如病毒、细菌、组织等，进而使医学也越划分越细，之间的专业壁垒越来越高，"把人进行了分割，治病成了'瞎子摸象'，不能把人当成整体来看"（BJ202011HDY）；更使得医患双方各自作为人的需求被从医患之间的交流中掩盖了。"这是人文精神的忽视，就是过分关注于组织器官。而患者的作为一个人，他的心理社会层面也十分重要"（BJ202106LDF）。这一点通过对该调查问题收集到的分科室数据的分析也可以得到一定的印证。在不同科室中，受现代医学影响最小的中医科在此对疾病治疗体系化认同程度的平均得分为3.431，仅高于关注病患个体程度高的康复医学科（3.428）。因此，我国健康中国战略所提出的"从以治病为本转向以人为本"充分考虑到医师和患者的社会属性，既是对患者作为人的尊重，也是对医师并非看病机器和科研机器的尊重。

三 科技化对医患关系

科学化既影响了医师，也影响了患者，那么顺理成章地，科学化就势必会介入医患关系之中。

对于"新的医疗设备和技术的引入使医患关系变差"这一观点（见图6-24），有33.01%的医师选择了否定的态度。这也说明了，在医师的眼里，

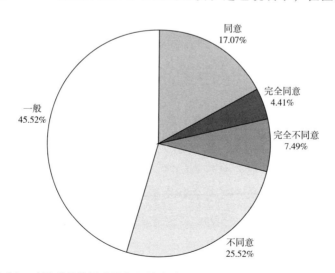

图6-24 对于"新的医疗设备和技术的引入使医患关系变差"的看法情况

数据来源：2021年医师调查。

科技本身并不是坏事。相反，医疗技术的发展实实在在地、不可否认地为疾病的治疗、人类的健康、社会的发展带来了不可磨灭的贡献。对于医疗技术研发仍然要持以积极支持的态度。但是，超过1/5（21.48%）的医师也对科技化会使医患关系变差的观点持肯定态度。

这也说明了本报告对科技化所不能及的方面的分析并不是凭空想象。"医疗技术的发展还是，确实我们看到它很积极的东西，确实帮助很多病人减轻了痛苦、延长了生命，但是我们也需要看到它不好的东西，因为毕竟我们都经常说医疗技术是一把'双刃剑'，我们就要看到它带来了哪些好处，同时也要看到它的弊端在哪里。比如说对这些末期患者的这种过度的医疗和抢救，那是他们想要的吗？我们需要反问自己，也正是因为这种反问，才促进了疗护学科的发展。尤其是在我们国家不断进入老龄化，包括这种家庭结构的改变，医保费用的持续增长，这些很多的这种挑战都需要让我们去反思，技术是不是能解决所有的问题。"（BJ202106LZG）另外，医师们也深知，科技化为患者带来了康复的希望，但同时也拔高了患者的期待。"咱们国家在30到40年的经济飞速发展中，人民生活水平很快提高，对医学的认知和需求也越来越高。虽然我们医学也在紧跟世界的步伐，但是总归它在当前是有一定局限性的，不可能完全让患者满意。"（LZ202102YHT）"患者在生物科技发展被过度宣传和夸大的声音里，产生对生物科技不切实际的期望。"（BJ202011HDY）

因此，科技化并不是洪水猛兽，但也不是唯一良药。要解决医患关系，还是需要回归到医学的人文精神。"医疗器械和医疗设备的更新跟疾病的治疗不矛盾。这种更新只能是越来越精准，……但是什么好的医疗技术，什么今年医保能报多少，跟医患之间不取决于单单这一点，觉得医患的互相理解才是最重要的。"（BJ202106NJJ）

第四节　重归医学人文精神

我国当前的卫生医疗形式呈现多彩纷呈的局面。除了有主流的现代医学外，还离不了传统医学、民间文化以及互联网发展带来的影响。总体来说，我国医师大多从专业训练和科学资质的角度出发，对于传统医学给予较高认可。并且这种认可在年轻一代医师中更加突出。这一方面说明了传统医学的价值正在逐渐被现代医学所认可，同时也说明了年轻医师的文化认同和自信也在逐步提升。另一方面，网络问诊作为一种伴随互联网行业兴起的新工具，医师对其的接受程度较为分化。可见不管是中医的望闻问切，还是西医的仪器检查，都是网络问诊将要经受的考验。诊疗形式的网络化还有待进一步发展。

在医疗市场化方面，虽然市场化在一开始的确帮助我国医疗卫生事业取得了量上的迅速发展，但时至今日，医师群体对市场化的态度则普遍偏向负面。一方面，多数医师都倾向于认为市场化不仅没有为其带来更高的收入，也没有提高他们的社会地位，甚至反而使医患关系变得更差。在市场化的马太效应下，资源更多地向大城市、大医院聚集。从而患者也倾向一旦生病就去三甲医院等。使得等级较低医院的医师在个人收入和社会地位上更不认同医疗市场化。另一方面，由于我国的医疗体制又并非完全的市场化，国家从民生的角度出发，在医疗服务收费方面有较为严格的限制。这也造成了大多数医师都认为我国医疗服务收费水平低，不能体现个人价值。结合访谈，医师群体对于医疗市场化的态度并不积极。无论是开放市场化的方面还是没有开放市场化的方面，以往的医疗市场化更多的是医疗器材和药品的市场化，医师都不是受益者，其个人价值都没有得到充分的尊重和体现。而这也是当前医疗改革所正在致力于解决的，药品价格谈判、提高医护人员社会地位和收入等，都是让医疗事业真正回到以人为本。

科技化方面，不可否认，科技确实提升了医师群体的工作效率和诊疗治疗的效果。大多数医师都对此表示认同。但是结合访谈发现，科技的出现也带给了医师群体参与科研的新任务和与患者逐渐疏远的新趋势。如何在发挥科技给医师群体带来便利的同时消解医师的额外工作压力，不仅从医师个人层面，也从宏观发展方面协调和平衡科学研究与临床实践，既是我国医疗改革所需要面对的重要问题，也是生物医疗科技未来发展所要考虑的重要方面。

无论是市场化还是科技化，都为医疗事业注入了一定的发展动力。但是任何的力量都不能遮蔽医学本有的人文精神，即以人为本，体现医师对患者身心全面关注的"医者父母心"，而非以病为本的将人器官化、分解化。在本次调研中，就"中国人文医学传统的消逝使得医患关系变差"这一观点（见图6-25），有43.66%的医师选择了赞同，对此持否定态度的医师为17.13%。

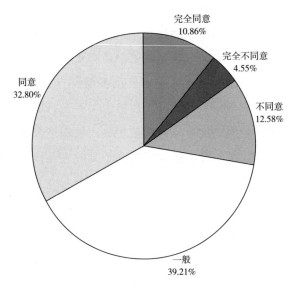

图6-25 对"中国人文医学传统的消逝使得医患关系变差"的看法情况

数据来源：2021年医师调查。

医师这一工作的特殊性和社会性，注定给这份职业提出了极高的人文需求。因此对于医患关系的改进，并不仅仅是建立起物理层面的安保措施这么简单，而是要提供能够保障和支持医师人文精神的工作生活环境，重视和爱护医师人文精神的社会环境，要用社会关怀替代医患关系中的市场化利益，用人文精神中和科学技术的客观冰冷。正如访谈中一位大夫所表达。

我觉得我们现在的医学科技已经达到了一定层面，反而是我们的医学人文没有跟上。我们大夫应该受医学人文的教育，其实就要有悲悯心，人文教育应该跟得上。否则的话就是一个冰冷的手术架、一个读化验单的机器，会让病人很失望。你想每个病人当自己最脆弱的时候，他都希望见到一个非常有温暖的医生。有患者说过为什么叫你们天使？他说是因为在我得病以后，在我在彷徨、无助、困惑、痛苦的时候，你们的出现像阳光一样照亮我，能给我一种温暖抚慰安全的感觉，所以说喊你们天使，并不是因为你穿的白色衣服。这就全是人文，这种东西学校没教过，但是我们现在医生都需要。（BJ202106LDF）

第七章

医师与患者的沟通互动

本章以本次调研数据和访谈为基础，从医师视角对医患互动过程进行描述和简单分析。医师群体和患者诊疗时的互动过程是本次研究的重点之一，医师和患者在同一场景中，扮演着医师和患者这一种与专业有关的角色，就必然会受到人们与社会对这两种角色的期待。[①] 角色的不同，必然导致双方在诊疗互动中的沟通差异。已有学术研究注重病人对于医师问诊和临床的具体行为过程的主观感受，以病人的评价为衡量标准，[②] 主要是在对医师的行医过程提出更明确、精准的要求，[③] 而这类研究的根本目标则是为了医院医疗体系进行检验和改进，[④] 带有明显的优化医疗服务体系的目的性，忽略了医师群体在双主体关系中的主观能动性，医师群体多是被动接受"如何优化"的结论。

---

① 王涛、邵梧枭、任文慧、杨义静：《对抗或联合：角色、权力与信任机制下的医患关系研究》，《海峡科技与产业》2021 年第 3 期，第 5 页。

② 崔静、顾莉莉、叶旭春：《患者对医生角色认知的质性研究》，《解放军护理杂志》2017 年第 22 期，第 25~28 页。

③ 陈明清：《慎微：和谐医患关系的必由之路——谈医患沟通中的细节问题》，《首都医科大学学报》（社会科学版）2006 年第 1 期，第 32~35 页。

④ 张金华、许军、彭学韬、姜虹：《患者就医期望的研究现状及进展》，《中国医院管理》2017 年第 8 期，第 50~53 页。

第一节　沟通认知与态度

医学之父希波克拉底说："医师有三大法宝，语言、药物和手术刀。"这句话指明了患者对医师评价、影响医患关系最关键的两方面：沟通和治疗技术。[①] 交谈是医疗保健的主要组成部分，交流效果与最终的医疗效果有很大关联。

医患信任是医患关系的良好范式，患者对医者的低信任会导致医师获得信息完整度、医嘱完成度下降，不能保证治疗效果（DT202102FMY）。

在医院管理制度、相关培训课程中，医患信任日益被着重强调，当前的医师群体也都会受到医学心理学、医院管理、医学人文关怀等多方面培训，对患者对自己的信任和尊重的重要性与必要性有较为明确的认知。问卷数据显示，在12180位受访医师中，接近90%的医师群体都认为患者的信任和尊重是诊疗疾病的基础（见图7-1）；也有医师在访谈时明确表达"希望医患沟通时间更多一些"，更有利于"取得信任"（BJ202106LDF）。

正是在认识到重要性的基础上，医师群体才会有较强大的意愿去获得患者的信任和尊重，并付诸实际行动，如"换位思考患者的情况与需求"（BJ202106NJJ），或是进一步采取各种方法摸索与患者及家属更有效的沟通交流的方式等。

在医师个人层面上，数据显现出12180位受访医师中，不同教育程度的医师，对表述"诊治疾病首先是要获得患者的信任和尊重"的认同程度不同（见图7-2）。教育程度在大专以下的受访者中，其中同意和非常同意该表述的医师占比为73.26%；教育程度为大专的医师同意和非常同意该表述的医师占比为85.55%；教育程度为本科的医师对该表述持有支持态度的占比为88.80%；硕士和博士的比例则都在89%以上。可以看出大专的教育程

[①]　陈静、梁黛婧：《医患沟通对门诊患者满意度影响研究》，《锦州医科大学学报》（社会科学版）2021年第4期，第5页。

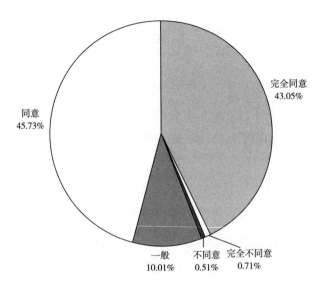

图 7-1 受访医师对"诊治疾病首先是要获得患者的
信任和尊重"的认同程度

数据来源：2021 年医师调查。

度是一条明显的态度分界线，说明医师对于患者的信任和尊重的重视与教育过程中的强调和培养息息相关。

　　在医院层面上，医师所在医院的行政类型不同，医师对表述"诊治疾病首先是要获得患者的信任和尊重"的认同程度也不同。在对该表述持有同意和非常同意态度的医师中，从村卫生室/社区卫生服务站、乡镇卫生院、县级医院、市级医院、省级医院，到国家级医院的比例分别为 76.18%、84.18%、88.16%、88.91%、89.70% 和 89.84%（见图 7-3），具有明显的逐级上升趋势。这一行政序列中，村卫生室/社区卫生服务站的医师对患者的信任和尊重的重视较弱。①

---

　　①　样本量小于 50 受访人所在医院行政类型不计入排序。私人诊所和医院不计入排序。下同。

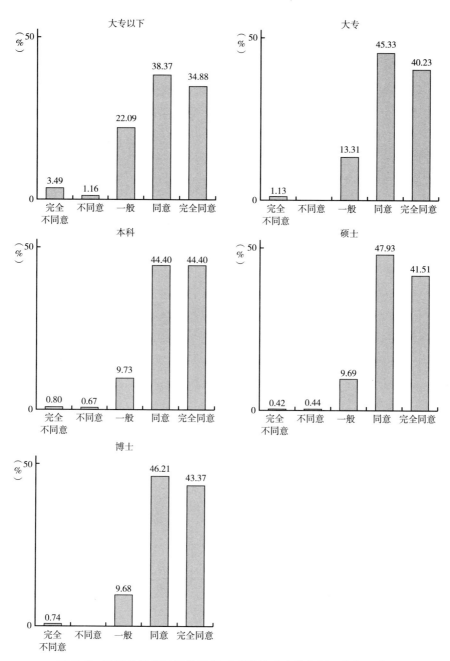

图 7-2　不同学历情况受访医师对"诊治疾病首先是要获得患者的
信任和尊重"的认同程度

数据来源：2021 年医师调查。

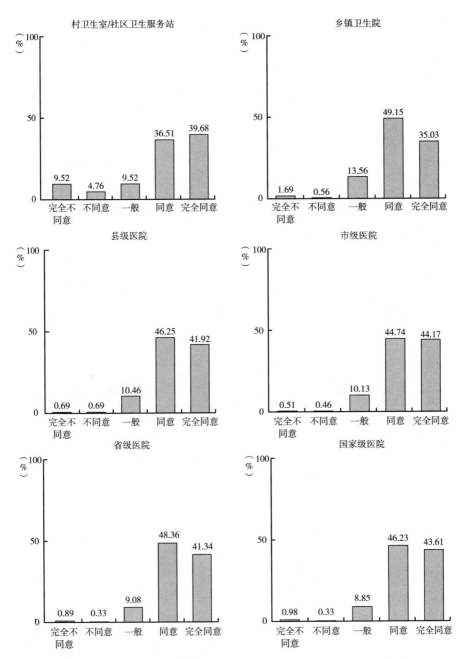

图7-3 不同行政类型医院的受访医师对"诊治疾病首先是要获得患者的信任和尊重"的认同程度

数据来源：2021年医师调查。

是医者单纯地做到重要，还是患者感知更重要，对此医师群体之间还有一些分歧。调查数据显示，12180 位受访医师中，57.40% 的医师群体认为患者的感知更重要（见图 7-4）。"工作能做到让患者更多的满意的情况下，就要把换位思考做到位"，他们认为把换位思考做在平时可以"减少重复工作，不那么累"，"跟患者沟通，和患者成为朋友，会让你的医疗技术提高的很快。"（BJ202106NJJ）

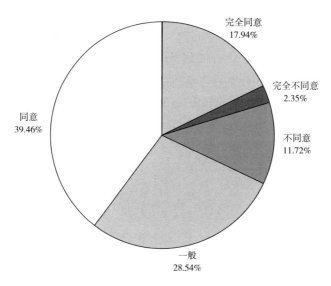

图 7-4 受访医师对"临床中重要的不是我做到，重要的是患者感觉我做到"的认同程度

数据来源：2021 年医师调查。

医患沟通存在三种目的：建立情感的人际关系、交换信息、做出与治疗有关的决定。[①] 另外，关注患者感知对医师的工作不仅提出了技能方面的显性、指标化的要求，更是对医师群体提出了在细节上强化换位思考、工作中

---

① 陈静、梁黛婧：《医患沟通对门诊患者满意度影响研究》，《锦州医科大学学报》（社会科学版）2021 年第 4 期，第 5 页。

注重情感质量。^① 这些相对非显性、难量化，却时刻需要医者心力的要求。

医患沟通交流要力求细致、关注情感建立，不论是从人文情怀而言，或是从当前向服务行业转换的需求而言，该进步方向都无可厚非，只是实际情况却不容乐观：医患的相处时间极为有限。于医者而言"时间不充分很难去很严格的把握患者的诉求"，（BJ202106BDF）更遑论融入细节、情感建立等工作任务。调查的数据显示，医师日均接诊病人约 26 人，与每个病人的互动时间只有 16 分钟的时间。可以说，庞大的问诊需求束缚了医患互动的充分性与可能的情感质量。

医者的"观念在进步"，即时刻换位思考为理想，愿意"做好医学人文的工作"，但对于患者感知和自身标准的分歧，也是来源于"医疗资源紧张的现实压力"，"出发点和落实的层级"不匹配，医者没有太多的办法"去考虑沟通交流的问题"，会采取"抓住主要矛盾"的解决办法（BJ202106BDF），也就是关注自己是否按照标准做到了。

在个人层面，调查数据显示，不同年龄段医师对表述"临床中重要的不是我做到，重要的是患者感觉我做到"的认同程度不同。21～30 岁的医师对该表述持有同意和非常同意态度的比例为 47.58%；31～40 岁的医师为 55.42%；41～50 岁的医师为 64.46%；51～60 岁的医师为 65.49%；61～70 岁的医师为 66.00%（见图 7-5）。对该表述的态度和医师年龄有明确的正相关。换言之，个人阅历越丰富的医师，能明确患者的感知在治疗中的作用，也越重视换位思考。

而在个人工作经历方面，初级职称的医师对上述表述持有同意和完全同意态度的比例为 49.74%；中级职称的医师为 58.18%；副高级职称的医师为 64.53%；正高级职称的医师为 65.51%（见图 7-6）。职称是医师技术水平和从业经验的评价标准，由此发现，随着医师技术提高、经验增长，对患者的感知和换位思考工作的重视程度会上升。

---

① Ong, Lucille M. L., et al., "Doctor-Patient Communication: A Review of the Literature." *Social Science & Medicine* 40. 7 (1995): 903–918.

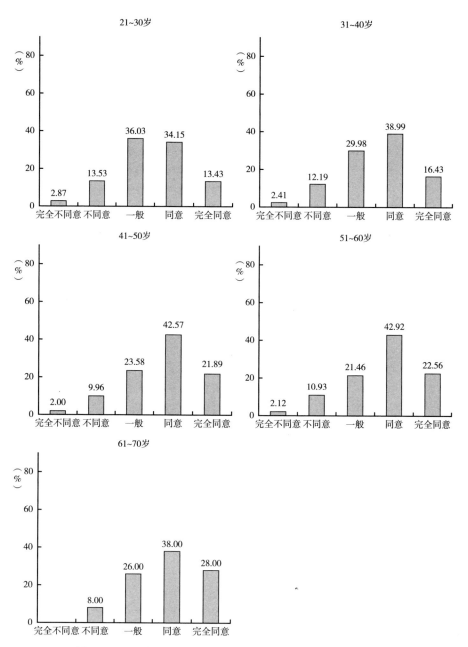

图 7-5 不同年龄段受访医师对"临床中重要的不是我做到,
重要的是患者感觉我做到"的认同程度

数据来源：2021 年医师调查。

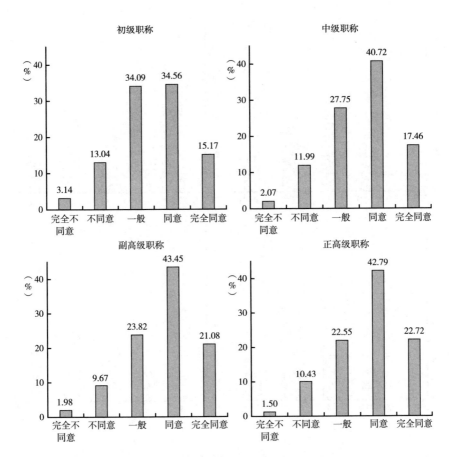

**图 7-6　不同职称等级的受访医师对"临床中重要的不是我做到，
重要的是患者感觉我做到"的认同程度**

数据来源：2021 年医师调查。

　　在医院层面和地域层面，东北地区的医师对该表述持有同意和完全同意态度的比例为 50.70%；东部地区为 57.51%；中部地区为 62.23%；西部地区为 59.47%（见图 7-7）。可见，来自东北地区的医院的医师，显示出对患者感知和换位思考工作较低的重视程度。

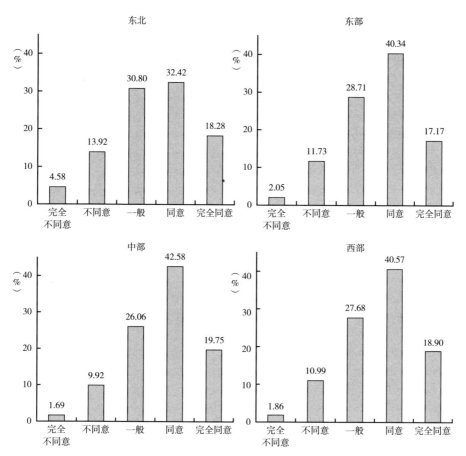

图 7-7 不同地区医院的受访医师对"临床中重要的不是我做到，
重要的是患者感觉我做到"的认同程度

数据来源：2021 年医师调查。

第二节 沟通方法

在认知方面明确与患者沟通的作用，了解换位思考有助于沟通交流，于
医者实际和病患及家属接触是远远不够的，两者间的互动重点落在"动"
上，也即是说，要"懂得患者在想什么"，（QZ202102HYS）获得更好的医患关系，重要的是医者接诊、问诊时具体的行动。

医师群体在日常和患者接触的过程中发现，与多数患者需要的换位思考有共同之处，沟通交流中有不少注意事项和方法。"医学是经验医学"，医师群体都要学习科室前辈的经验、总结自己的经验，"因为我们工作的年限在，我们把能总结的，在我们身上发生过的，尽量让它不再第二次发生，或者第三次发生"（BJ202106NJJ）。

不仅仅是诊疗技术，也包括语言沟通能力，于医师群体而言两者不仅同样重要，也同样需要用实践、总结、反思改进的方法不断磨炼；尤其在面对较大问诊量时，医师群体总结、熟练的沟通经验是同时具有情感关怀和有效性的互动捷径。

"医生他的精力是有限的"（BJ202106GKK），在和患者互动时"把病人当成真正的病人"（BJ202106LDF）。这样看似简单的要求，需要恰到好处的情感关怀辅助治疗，以提升诊疗效率，这其中实则包含了医师群体无法计量的付出与辛苦。

一 患者等待

王光明等研究者[①]着重研究患者视角，发现如今医院窗口排队人数较多，等候时间长，这会导致门诊患者产生不满情绪；本研究关注的医师群体视角也有与之相印证的发现，12180位受访医师中，超过75%的受访医者结合自身经验（见图7-8），认同"患者等待时间越长，越不利于沟通"的说法。

医师群体总结了患者等待时间的情况的经验，要提前告知患者各项检查和诊疗的等待时间，将患者投入时间和可能结果的预期实际化，再结合患者需求提出建议，时刻保持诚恳、关心的态度。如有医师群体在访谈中表示自己总结出来的交流方法，先"跟患者说一句，检查要半个月"，情况紧急则

---

① 王光明、汪文新、陈美林、许湘湘、石红梅等：《基于患者视角的医患关系评价及其影响因素研究》，《重庆医学》2018年第1期，第4页。

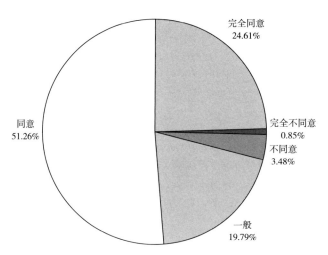

图 7-8 受访医师对"患者等待时间越长，
越不利于沟通"的认同程度

数据来源：2021 年医师调查。

推荐"可以去其他的定点医院"，但为了表示自己和医院的认真态度，则补充在本院检查"我们尽快给你看"；这样的表达方式兼顾了患者的实际需求、当时情绪，也让医师群体"减少了纠纷"（BJ202106NJJ）。

在个人经历教育经历层面，大专以下学历的受访医师对表述"患者等待时间越长，越不利于沟通"持有同意和完全同意态度的比例为 51.16%；大专学历的医师为 65.29%；本科学历的医师为 76.05%；硕士研究生学历的医师为 79.37%；博士研究生学历的医师为 74.00%（见图 7-9）。本科及以上学历的医师，考虑患者等待时间的比重，代表相应学历有关患者心理课程、素质教育和换位思考教育在医师考虑患者等待时间的行为上体现了明确的作用。

在医院的不同行政类型层面，村卫生室/社区卫生服务站的受访医师对该表述持有同意和完全同意态度的比例为 52.38%；乡镇卫生院为 66.10%；县级医院为 76.44%；市级医院为 75.53%；省级医院为 77.34%；国家级医院为 78.09%（见图 7-10）。所在医院行政级别越高的医师，对患者等待时间和沟通顺利程度之间的关系越被认可。

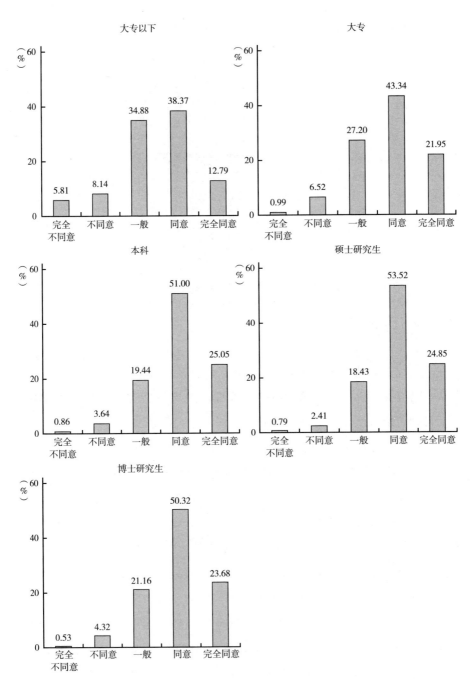

图 7-9　不同学历情况的受访医师对"患者等待时间越长，越不利于沟通"的认同程度

数据来源：2021 年医师调查。

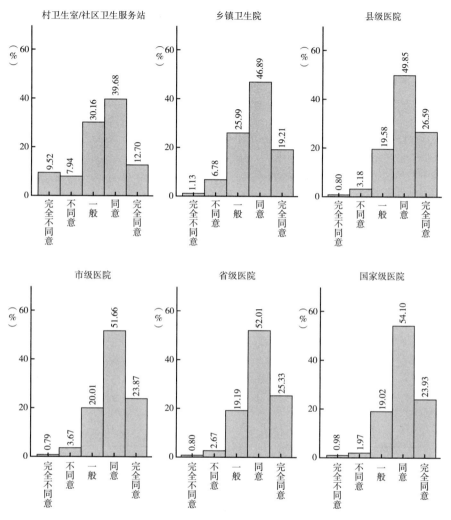

图7-10　不同行政类型医院的受访医师对"患者等待时间越长，越不利于沟通"的认同程度

数据来源：2021年医师调查。

在地域层面，受到实际情况和文化的作用，不同地区医院的医师对此认识也具有一定差异。东北地区的医师持有同意和完全同意态度的比例为68.67%；东部地区为76.35%；中部地区为80.47%；西部地区为77.29%（见图7-11）。东北地区的医院的受访医师，对此的认同程度，明显低于其他地区医师。

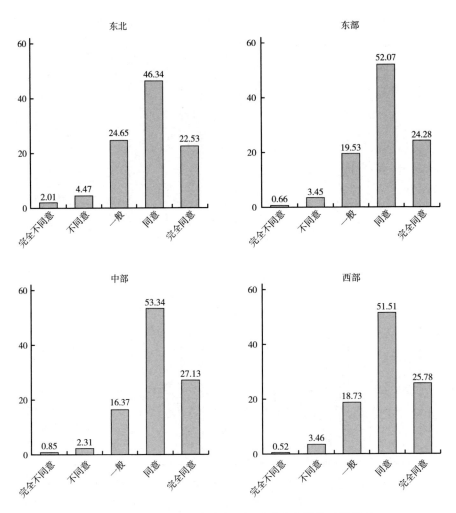

图7-11 不同地区医院的受访医师对"患者等待时间越长，越不利于沟通"的认同程度

数据来源：2021年医师调查。

二 礼貌用语

在临床实际中，礼貌是必要的氛围调节剂，但也是须为诊疗的效率让步的环节，实践经历让更多医师都止步于礼貌用语的使用，保证实际问题和情绪双线并进。调研数据显示，86.96%的受访医师认可礼貌用语对医患沟通有正面影响（见图 7-12）。而"凶病人"的行为和礼貌常态形成反差，用于强调医嘱、规范病人不当行为等，但两者都抱着"为病人好"的心态（QZ202102HYS）。

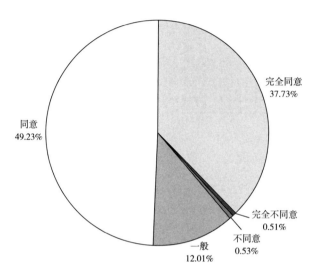

图 7-12 受访医师对"医生的礼貌用语对增进医患沟通
很重要"的认同程度

数据来源：2021 年医师调查。

在个人教育程度层面，从大专以下学历、大专、本科、硕士研究生，到博士研究生，不同学历的医师持有同意和完全同意态度的比例分别为 74.41%、84.56%、87.26%、87.10% 和 87.16%（见图 7-13）。教育对于行为礼貌的塑造和约束在调查数据中得到了体现，并且本、硕、博三个学历的支持比重相差较小，说明本科教育在素质教育、医患沟通方面就已经有较大成效。

不同月收入的医师对该表述认同程度同样具有差异。月总收入在 2500 元以下的医师对该表述持有同意和完全同意的比例为 73.04%；月平均总收入在 2501～5000 元的医师为 84.72%；月平均总收入在 5001～7500 元的医师为 86.92%；月平均总收入在 7501～10000 元的医师为 87.19%；月平均总收入在 10001～15000 元的医师为 89.42%；月平均总收入在 15000 元以上的医师为 90.91%（见图 7-14）。医师对礼貌用语的认同程度随着月收入上升而上升。

179

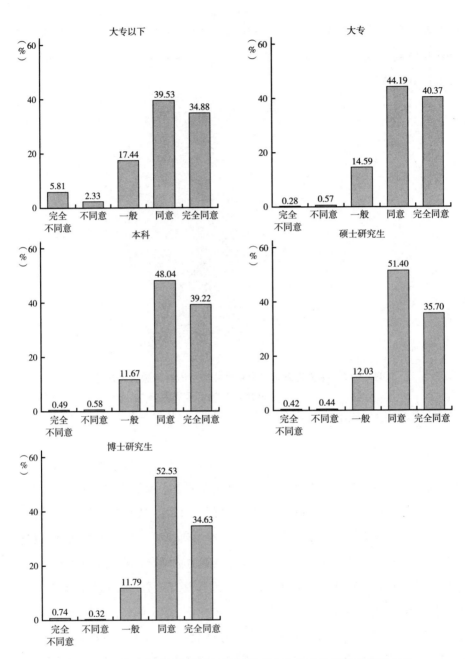

图 7-13　不同学历情况的受访医师对"医生的礼貌用语对增进医患
沟通很重要"的认同程度

数据来源：2021 年医师调查。

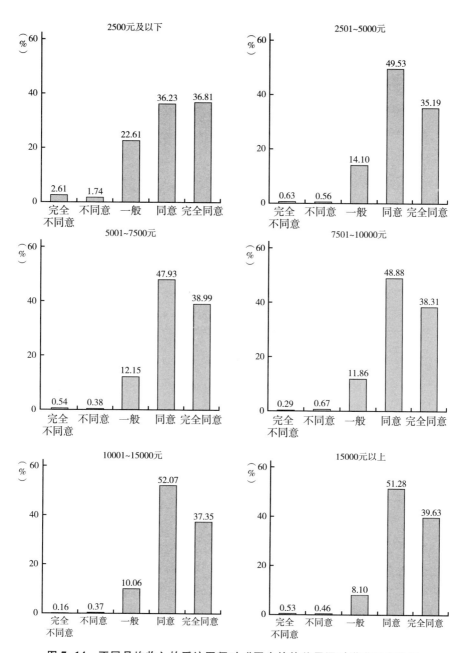

图7-14　不同月均收入的受访医师对"医生的礼貌用语对增进医患沟通
很重要"的认同程度

数据来源：2021年医师调查。

按职称划分时，医师对此的态度也表现出了明显的趋势。初级职称的医师对该表述持有同意和完全同意态度的比例为83.62%；中级职称的医师为87.53%；副高级职称的医师为89.64%；正高级职称的医师为90.46%（见图7-15）。随着职称的升高，对该表述的认同程度上升；也即是说，随着医师的技术提升、经验增长，医师会发现并更注重礼貌用语对沟通的作用。

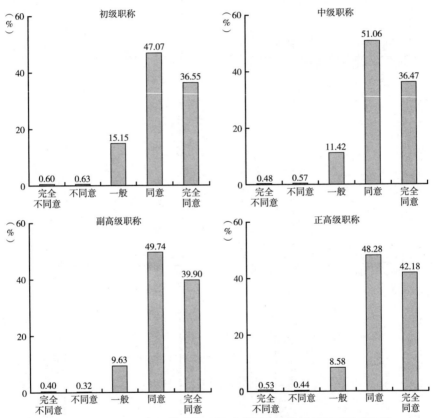

图7-15　不同职称等级的受访医师对"医生的礼貌用语对增进医患
沟通很重要"的认同程度

数据来源：2021年医师调查。

三　互动姿态

医师群体总结自己的临床经验发现，除了礼貌用语的互动，肢体语言的互动在沟通中也很重要。调查数据显示，12180 位受访医师中，88.73%的受访医师认同眼神等互动姿态促进医患沟通（见图 7-16）。这在礼貌用语之上对医师提出进一步的要求，即用肢体行动展示倾听姿态，表达关切、促进患者的表述欲望。因为患者的病症往往伴随着情绪的压力，尤其是老年人及慢性病、抑郁焦虑症患者，他们的"情绪需要释放"，将"压力转嫁给医师"也是治疗的一部分；医务人员通过互动姿态引发患者的倾诉欲望，结合经验评估患者的"疼痛有多少是焦虑而来的，有多少是抑郁而来的"，缓解情绪后，进而针对身体情况"精准的用药"（BJ202106NJJ）。

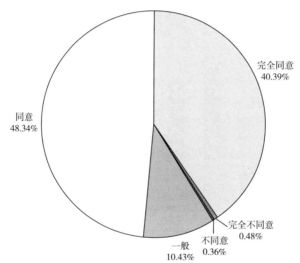

图 7-16 受访医师对"语调温和、眼神交流等互动姿态对增进医患沟通很重要"的认同程度

数据来源：2021 年医师调查。

在个人经历层面上，不同教育程度医师对表述"语调温和、眼神交流等互动姿态对增进医患沟通很重要"的认同程度不同。大专以下学历的医师对该表述持有同意和完全同意态度的比例为 72.09%；大专学历医师比例为 85.13%；本科学历的医师比例为 89.03%；硕士研究生学历医师的比例为 84.10%；博士研究生学历的医师持有支持态度的比例为 90.36%（见图 7-17）。大专以下学历的医师对该表述的支持明显较少，且支持比重随着学历层级上升而上升。

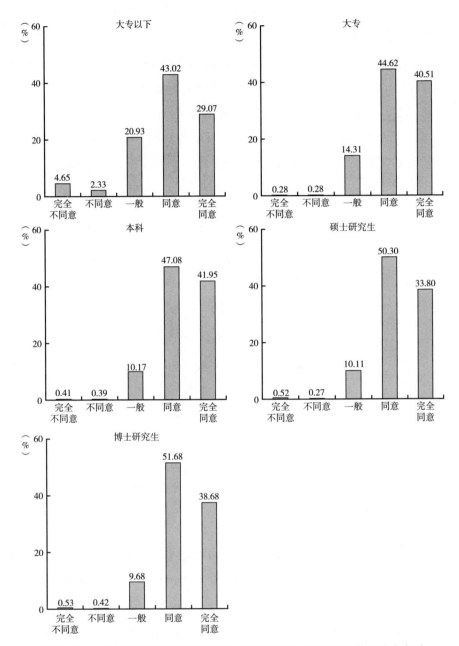

图 7-17　不同学历情况的受访医师对"语调温和、眼神交流等互动姿态对
增进医患沟通很重要"的认同程度

数据来源：2021 年医师调查。

　　而在工作经历方面，不同职称的医师对表述"语调温和、眼神交流等互动姿态对增进医患沟通很重要"的认同程度不同。当前为初级职称的医师对该表述持有同意和完全同意态度的比例为84.68%；当前为中级职称的医师持支持态度的比例为89.76%；当前为副高级职称和正高级职称的医师对该表述持有同意和非常同意态度的比例分别为91.77%和92.22%（见图7-18）。对互动姿态和医患沟通之间重要关系的认知，随着职称级别上升而上升。这证明医师对互动姿态的感知，和自身工作经验和技术能力有关。

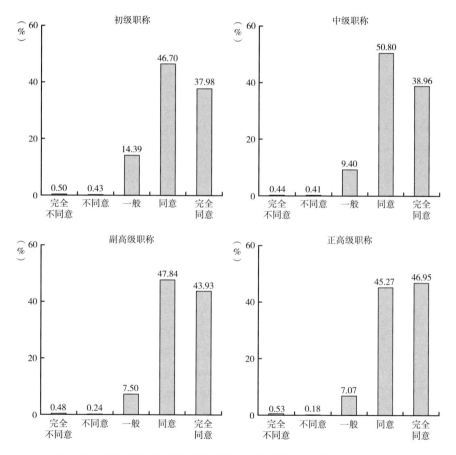

图7-18　不同职称等级的受访医师对"语调温和、眼神交流等互动姿态对增进医患沟通很重要"的认同程度

数据来源：2021年医师调查。

不同地区因为不同的文化和实际就医情况，对互动姿态的认同程度也有差别。东北地区的医师对该表述持有同意和完全同意态度的比例为85.86%；东部、中部和西部地区的医师对该表述持有同意和完全同意态度的比例分别为89.01%，89.62%和89.66%（见图7-19）。可见来自东北地区的医院的医师感知到互动姿态对于沟通时的作用较少。

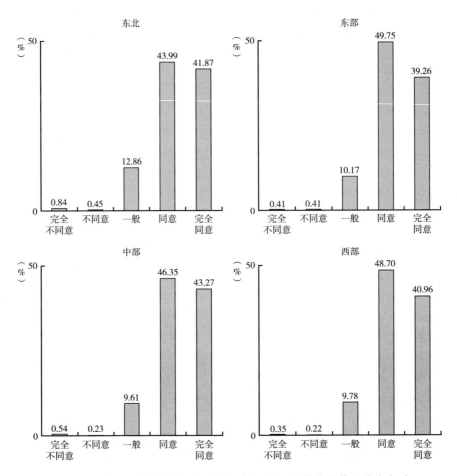

图7-19　不同地区的受访医师对"语调温和、眼神交流等互动姿态对增进医患沟通很重要"的认同程度

数据来源：2021年医师调查。

四 积极言辞

医师的临床实践证实了积极言辞的正面作用，调查结果显示 85.61% 的受访医师认同于患者沟通时使用积极的言辞有帮助（见图 7-20）。医师总结积极言辞的作用和方法，认为来自专业人士的积极鼓励可以缓解病人的心理焦虑，间接有益于身体问题的恢复，方法上有时会对单人多次使用，如"一个多月的恢复期，每天去关心鼓励，到最后病人痊愈"（LZ202102YHT）。积极言辞对医务人员的情绪感知能力、观察能力提出了较高的要求，对不熟悉的病人需要迅速感知到其心理上对于疾病的焦虑、痛苦（BJ202106NJJ），并给予有针对性的鼓励。

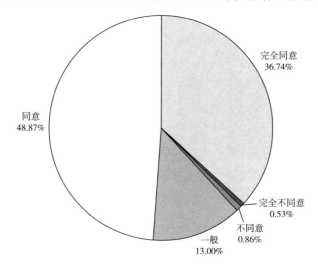

完全同意
36.74%

同意
48.87%

完全不同意
0.53%

不同意
0.86%

一般
13.00%

图 7-20 受访医师对"使用积极的言辞有利于促进医患沟通"的认同程度

数据来源：2021 年医师调查。

在个人经历层面，医师学历越高，支持积极言辞对医患沟通的正面作用的程度越高（见图 7-21）；以往的教学经历对医患沟通行为有正面的作用。副高级职称及以上的医师有着较丰富工作经历和技术能力，对积极言辞的作用有较高的认可（见图 7-22）。在医院层面，村卫生室/社区卫生服务站的医师对使用积极的言辞有利于促进医患沟通的重视较弱；国家级、省级、市级医院之间相差不大（见图 7-23）。

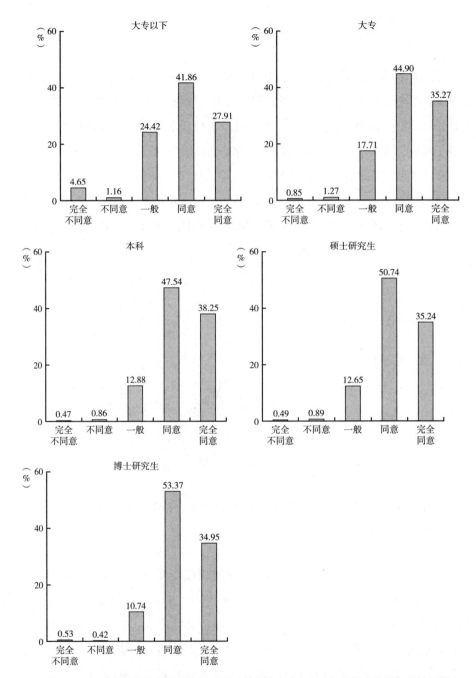

图 7-21 不同学历情况的受访医师对"使用积极的言辞有利于促进医患沟通"的认同程度

数据来源：2021 年医师调查。

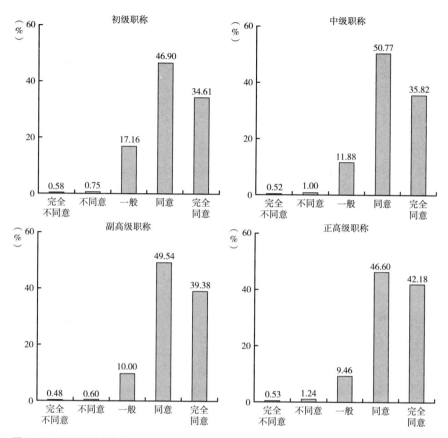

图 7-22　不同职称等级的受访医师对"使用积极的言辞有利于促进医患沟通"的认同程度

数据来源：2021 年医师调查。

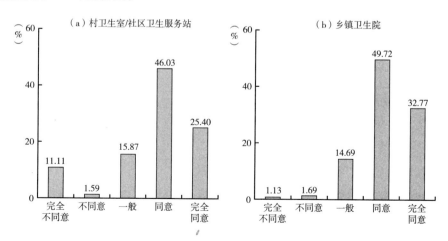

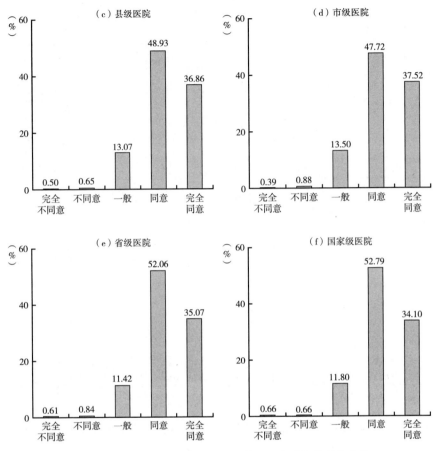

图 7-23 不同行政类型医院的受访医师对"使用积极言辞有利于促进医患沟通"的认同程度

数据来源：2021 年医师调查。

五　寒暄闲谈

医师的实践经验证明了寒暄和闲谈对于医患沟通有一定重要性，66.88%的受访医师持支持态度，认同率与前几项沟通技巧相比明显下降（见图 7-24）。具体来说，医师们是认可寒暄与闲谈的一定作用，"比如说美国大夫看病，看门诊，一上午看 6 个病人，你可能每个人都要花半小时摸索，先花半小时唠唠家常"。但也有医师是从整体效率角度来考虑，认为国内"没有那么多资源"，"中国主流的三甲医院可能一上午都是看50个、60个人，甚至更多"，"在这种情况下没有任何的资源去（支持我们）考虑太多的这种沟通交流"（BJ202106BDF），更多情况下只能考虑主要问题，即直接进入医师的专业领域，这也是医师对寒暄和闲聊的认可程度稍低于前文所述的几种方法的主要原因。

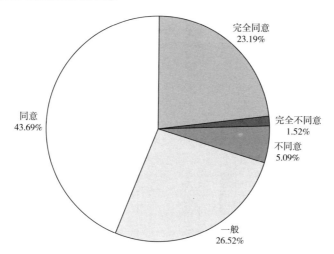

图7-24 受访医师对"与患者寒暄、闲谈有利于医患沟通"的认同程度

数据来源：2021年医师调查。

在个人因素层面，月总收入在2500元以下的医师，对此持有同意和完全同意的比例为56.52%；月平均总收入在2501~5000元的医师为62.44%；月平均总收入在5001~7500元、7501~10000元、10001~15000元和15000元以上的医师同意的比例分别为66.06%、68.18%、70.56%和72.55%（见图7-25）。可见月均总收入越高的医师，认同寒暄和闲谈在医患沟通中的作用程度更高。在地域层面，相较于东、中、西单个地区，东北地区医院的医师对寒暄闲谈作用的认可度较低（见图7-26）。

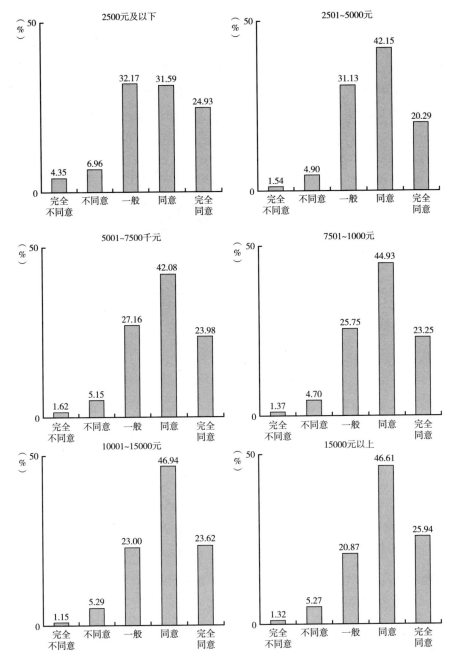

图 7-25 不同月均收入的受访医师对"与患者寒暄、闲谈有利于医患沟通"的认同程度

数据来源：2021 年医师调查。

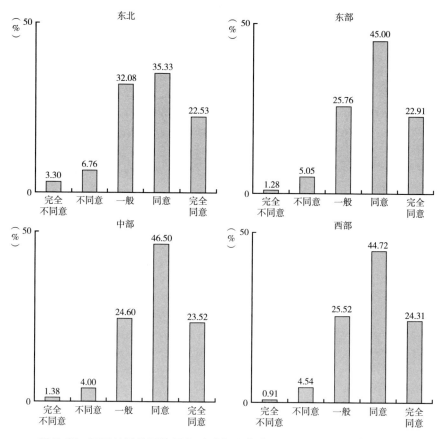

图 7-26　不同地区的受访医师对"与患者寒暄、闲谈有利于医患沟通"
的认同程度

数据来源：2021 年医师调查。

第三节　沟通的外部因素

　　医师给出诊疗方案时，非常重视病症解决这一结果，但并非仅以治愈为唯一的考量标准，需要综合考虑患者的多方情况，如治疗方案的金额患者和家属能否承担、患者心理接受能力情况等。这和沟通交流时相同，都需要医师有大量换位思考的经验，不仅要在专业技术上知道各种诊疗方法、明确诊疗的效果，更需要知道对于患者而言不同诊疗方法意味着什么，如经济和心理压力、文化差异等。

所以不论是语言沟通技术，哪怕是看似完全出于理性的诊疗技术，也同样包含医师对于患者的情感关怀；所以同样的，医师们会用实践、总结、反思改进的方法不断磨炼自己给不同患者制定诊疗方案的准确度和适合度，尤其面对"医院越大它吸引力越强"（LZ202102LCJ）的情况，大医院大问诊量更需要医师们将给出诊疗方案的换位思考变为习惯路径。

一 考虑患者的心理情况

调研结果显示，医师已经发现"总有一部分人是处于一个病理的精神状态"（BJ202106BDF），而且患者如果"抵触情绪比较大，情绪不好的话，病情的治愈会受到很大的影响"（DT202102FMY）；应对患者恢复对心理和精神状况的需求，医师对患者的心理和精神状况有较高的关注度，80.75%医师在给出诊疗方案时，会将患者的心理状况纳入考虑范畴（见图7-27）。

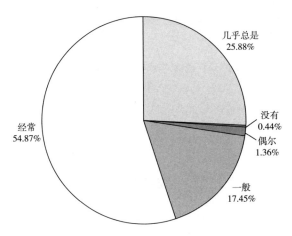

图7-27 受访医师在日常诊疗中考虑患者的心理和精神状况的频率情况

数据来源：2021年医师调查。

医师总结自身经验时，发现患者的心理状态会直接影响就医选择，并不一定偏好以完全治愈为目标的治疗方案，如访谈时有医师表示："有一个病人，北京医院建议全切"，但"可能心里承受不了这种压力"，就一直选择在非一线城市的医院住院治疗（DT202102FMY）。这一发现"患者多以完全治愈为目标"的描述作出补充，也印证了患者心理状态对诊疗方案的影响。不仅如此，治疗方案的制定作为沟通的初步结果，也具有患者和医师双主体的性质，会受到双向作用，也即是说，此时患者的心理状态对于医师而言也有很大的影响，有医师在访谈时表示："如果病人对我制定的方案都否定，不管是跟他情绪有关系，或者跟他的认知有关系，我就可能不喜欢了，不喜欢他的话我就按照正常的流程，按部就班地给他治就行了。"这样的情况下，医师更多的是形式上和诊疗遵循正常规范，缺乏为病人换位思考的主动性。

在个人经历方面，数据显示，医师的教育程度越高，在日常诊疗中考虑患者的心理和精神情况的频率越高（见图 7-28）。这和医师受到的有关患者心理的培训、自身知识水平有很大关系。在工作经历方面，医师的职称越高，自身经验、技术的提升，在日常诊疗中考虑患者的心理和精神情况的频率越高（见图 7-29）。在医院层面，随着医院等级的上升，医师在诊疗中考量患者心理和精神情况的频率上升，但整体相差不太大（见图 7-30）。

此外，医师的工作经历会因不同科室工作特性不同有较大差异，也使得医师在日常诊疗中考虑患者的心理和精神情况的频率不同。经常和几乎总是

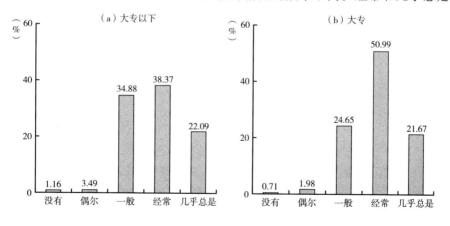

中国医师：群体特征与工作状况

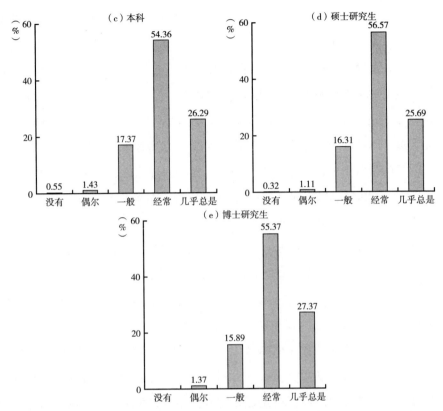

图 7-28　不同学历的受访医师在日常诊疗中考虑患者的心理和精神状况的频率情况

数据来源：2021 年医师调查。

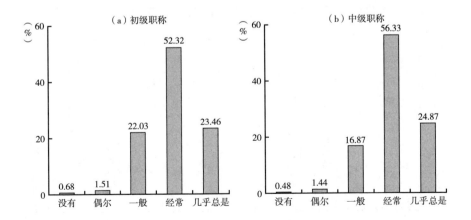

196

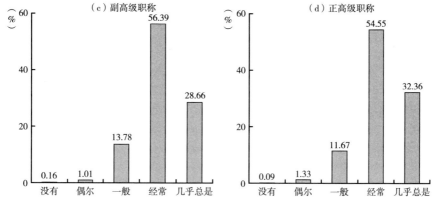

图 7-29 不同职称等级的受访医师在日常诊疗中考虑患者的心理和精神状况的频率情况

数据来源：2021 年医师调查。

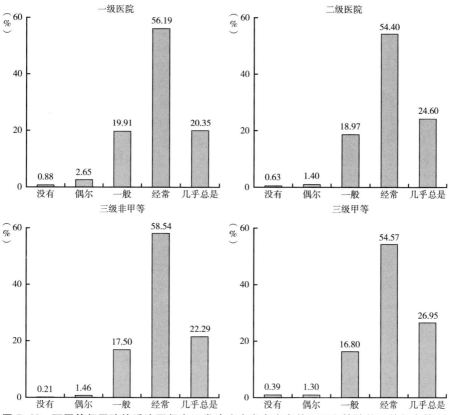

图 7-30 不同等级医院的受访医师在日常诊疗中考虑患者的心理和精神状况的频率情况

数据来源：2021 年医师调查。

考虑该情况的比例在 85% 以上的有精神科（88.89%）、传染科（88.00%）、中医科（86.32%）、口腔科（85.09%），经常和几乎总是的比重最小的是医学检验科（68.12%）、重症医学科（75.44%）、眼科（76.64%）。[①]

特别的是，不少儿科（79.81%）的医师都在访谈时表述了自己的工作中考虑患者心理因素较少。儿科类医师工作的特殊性源于接触对象的特殊，即有较多婴幼儿，他们主要不太会表达自我且自我意识不强，因而儿科类医师看诊较少考虑或涉及患者心理。

而有关安宁护养、疼痛科等养老关怀等诊疗分类的医师，会更加注重患者的心理状态和精神状态。这也和特定的患者状态有关，该分类医师面对的患者多伴随着较难完全治愈的慢性病症、慢性疼痛，基本都伴随着一定的焦虑，独自面对、缺乏家庭支持时会产生抑郁，"时间长了，往往都有自杀的倾向"（BJ202106NJJ）。面对这样的情况，该分类的医师对于患者的情绪、日常生活等方面会保持有更多的关注。

二 考虑患者的社会背景

关注患者的社会背景、文化习俗、生活习惯等方面，并不是近期才对医疗服务提出的新发展趋势。20 世纪 50 年代，美国护理学家 Leininger 就提出了跨文化护理理论，其理论认为护理的本质是关怀患者，在认识患者社会的文化背景之后，为患者提供符合个性需要的关怀是要求的核心，可以说，该理论照顾到了不同患者的世界观、文化、价值观、健康疾病观念。[②] 这背后最基本的逻辑即从文化、观念的角度为患者换位思考。

而在这一点上，80.75% 受访医师都认为自己日常会较高频率地将患者社会背景、生活习惯、文化习俗等纳入对患者诊疗的考虑中（见图 7-31）。有些医院"比其他的医院多增加了一位门诊的老师跟诊的护士老师，他会协调一人一诊，充分的保护患者的隐私"（BJ202106NJJ）。

---

① 样本量小于 50 人的科室不计入排名，行政管理岗位不计入排名。后同。

② Leininger, Madeleine. "Transcultural Nursing Research to Transform Nursing Education and Practice: 40 Years." *Image: The Journal of Nursing Scholarship* 29.4（1997）: 341-348.

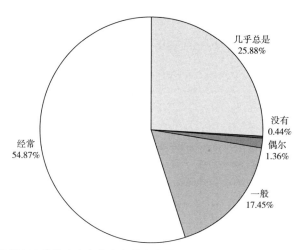

图 7-31　受访医师在日常诊疗中考虑患者社会背景、生活习惯、文化习俗等方面的频率情况

数据来源：2021 年医师调查。

　　在安宁护养、临终诊疗方面则有一类特别的情况，即死亡文化和仪式。有受访医师总结，"因为中国有这样的特点，有很多病人他不希望在医院里面，他希望回到家里这是一个面临死亡"（BJ202106BDF），这就对医院的重症监护、临终诊疗环节提出了有关文化观念的要求，可能需要对患者生命体征和维持、能否坚持到出院回家等情况有明确的判断，也需和患者、家属商议。面临死亡的另一个争议话题也经常上演，到底是该救治到底，还是"不治了，不要再花钱了"，也"不要再受罪"了（BJ202106BDF）。不一样的价值观念、需求都会影响医师最终决定的治疗方案。

　　当然，在关注患者自身文化背景、生活习惯时也会带来"医患之间边界该如何把控"的问题，如有些患者会对医师较为细致的询问有意见，进而不愿意回答医师。调查显示，仅重复询问"我通常都参考患者心理、社会等方面的因素"时，认为自己符合该描述的仅有 53.88%，与图 7-31 中的频率调查展现的 80.75% 有较明显的出入。进一步探查不常询问的原因时，则发现，有 27.62% 的医师认为"不便于询问"；22.72% 的医师则认为"没时间"。

　　不同教育程度、不同职称等级的医师在日常诊疗中考虑患者的社会背景、生活习惯、文化习俗等方面的频率不同。通常，医师的学历越高，过往受到的教育越全面（见图7-32），医师的职称越高，经验和技术越充沛，考虑患者的社会背景、生活习惯、文化习俗等方面的频率越高（见图7-33）。

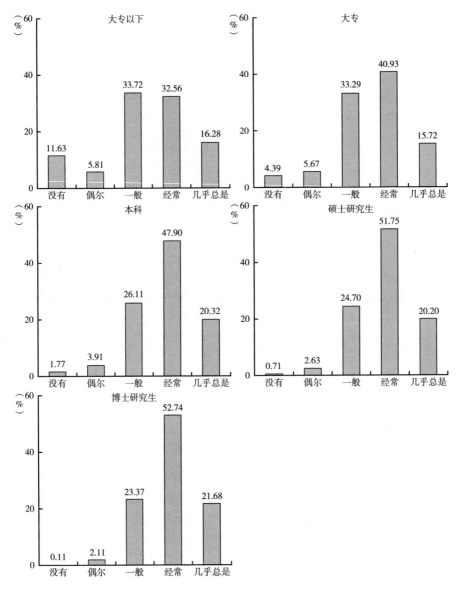

图7-32 不同学历的受访医师在日常诊疗中考虑患者社会背景、生活习惯、文化习俗等方面的频率情况

数据来源：2021年医师调查。

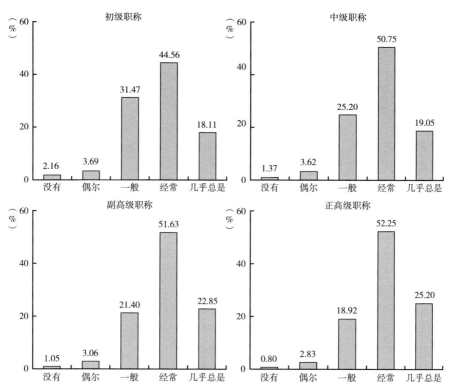

图 7-33 不同职称等级的受访医师在日常诊疗中考虑患者社会背景、
生活习惯、文化习俗等方面的频率情况

数据来源：2021 年医师调查。

就工作经验而言，各个科室工作情景不同，工作特点也不同，由此医师
在日常诊疗中考虑患者的社会背景、生活习惯、文化习俗等方面的频率不同。
经常和几乎总是考虑该情况的比例在 75% 以上的有精神科（85.38%）、传染
科（82.67%）；经常和几乎总是的比重小于 65% 的有麻醉疼痛科（64.53%）、
口腔科（64.04%）、病理科（62.04%）、医学影像科（60.40%）、医学检验科
（57.38%）。其余科室的医师经常和几乎总是考虑该情况的比例在 65%~75%。
考虑最多的精神科十分讲求和患者的日常接触；考虑患者的社会背景、生活
习惯、文化习俗等方面较少的都是技术类的科室。此外医院行政等级越高，
医师考虑患者背景、习惯、习俗的频率越高（见图 7-34）。

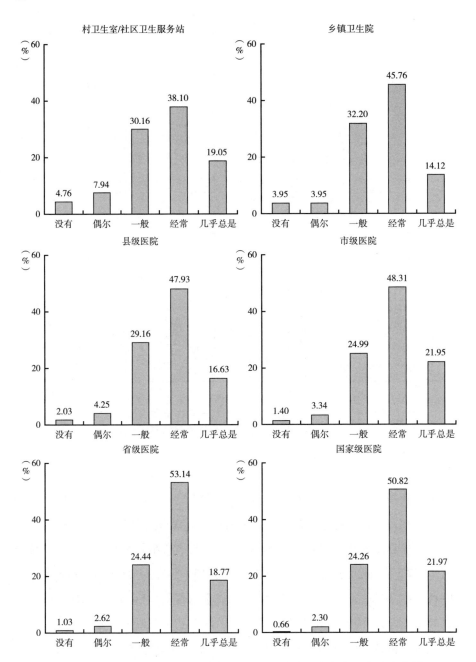

图 7-34 不同行政类型医院的受访医师在日常诊疗中考虑患者社会背景、生活习惯、文化习俗等方面的频率情况

数据来源：2021 年医师调查。

三 考虑患者的医保类型

调查数据显示，66.47%的受访医师常会将患者的医保类型纳入自己的诊疗考虑当中（见图7-35）。在访谈中，不少医师都表达了自己考虑患者医保类型的主要原因是为患者考虑，即所涉及的诊疗方法、药物能否"通过医疗报销"，因为"医保报完之后，病人基本自己负担的也相对并没有那么多"（BJ202106LZG）；尤其是整体经济水平并非一线的地区，医师更多情况下，会面对"整体经济条件不高、主要依靠医保保障自身治疗全程的患者"（LZ202102YHT）。

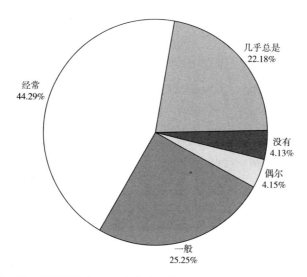

图7-35 受访医师在日常诊疗中考虑患者的医保类型的频率情况

数据来源：2021年医师调查。

有时会发生"是个好药"，但因为不包含在医保之中，患者家庭承担不了药物的费用而放弃，这是医师考虑医保类型来制定诊疗方案的具体写照，也是医师通过换位思考，将"尽量通过医保"的条件放置于完全基于单一的"快速、高效治愈"目标之上；当然有些家庭则可能认为"自己多掏点钱也没关系，又好又快最重要"（LZ202102YHT）。

医师对待医保的总体态度还是认为"始终要让利给患者"，不能让病人"因为穷，吃不起药"。医师发现伴随着国家制药技术、管理的进步，"很多药物都在降价"，而且"以前天价药一个月2万多都要病人自己出"，"现在这些药逐渐进医保，相对会好一点"，病人逐渐能够使用不少药品和技术（QZ202102HYS）。

但这也会带来问题，最明显的就是医师的诊疗因为患者的医保报销偏好反而被医保限定框住了。有医师反馈，"我们现在叫'医保大夫'"，有时"病人要求输液"，会因为"医保不让输"，或者医师认为对病人有好处的"输液"也被医保否决；且为患者方便考虑的"开一个月的"的行为会受到惩罚；"这样可能会耽搁病情、治愈不良"，"国家整个医疗改革以后，我们'医保大夫'，就是不会看病了"（DT202102FMY）。

针对医保这样"病人大量偏好"，却"缩小了药品的使用范围"的情况，有医师也提出了内心一些建设性的想法，认为医保目录确定时"应该多征求临床专家的意见"，并强调"确切的征求临床一线工作专家"，保证实际使用的品类能够被纳入，减少医师希望更准确地诊疗病人时被医保条款限制的无奈（LZ202102YHT）。

当然，满足患者报销需求也是有边界的，也是有时医患之间产生摩擦的源头之一。有些患者可能为了达到报销的目的，希望医师将病历改的符合医保报销的要求，但医师不能"病历造假"，"不能因为他一个报销的诉求"违反规章制度，由此可能产生一些冲突。"有一些问题可以商量的时候"，医师"会尽量满足患者的要求"，如正常换药、减量、是否国产、能否报销等，在患者"病情可调范围内，都会遵照他的意见"，"也会根据医保项目进行推荐"，但不可以有原则上骗保的行为（BJ202106NJJ）。

在不同医师特征和医院类型下，教育程度越高（见图7-36）、职称级别越高的医师，技术能力和经验提升，越常考虑患者的医保类型的频率（见图7-37）。

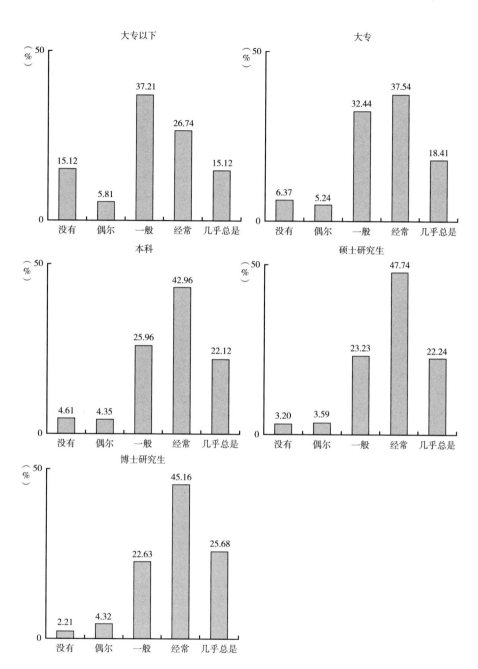

图 7-36 不同学历的受访医师在日常诊疗中考虑患者的医保类型的频率情况

数据来源：2021 年医师调查。

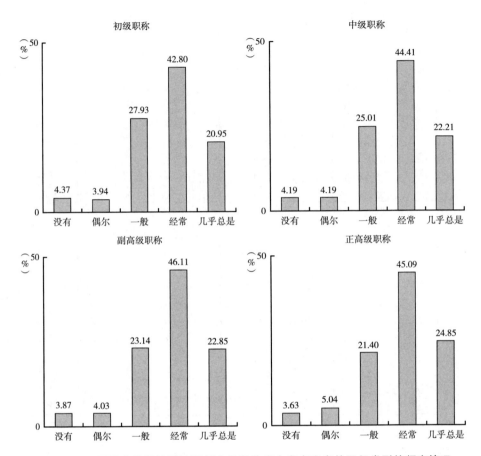

图 7-37　不同职称等级的受访医师在日常诊疗中考虑患者的医保类型的频率情况

数据来源：2021 年医师调查。

四　考虑患者的经济情况

调查数据显示，75.25%的受访医师在经验中理解不同经济条件的患者各有不同的治疗需求后（见图 7-38），会在诊疗时尽量考虑患者的经济状况（QZ202102HYS），在征求患者同意的情况后，作更适合的治疗方案推荐，如争取"用比较便宜的药，然后非常简单的化疗完之后再给用上长期吃的药，恢复得也很好"（BJ202106BDF）。

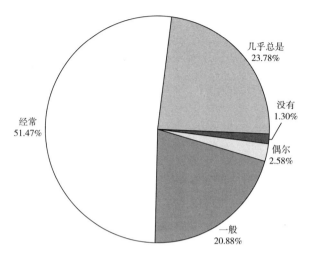

图 7-38 受访医师在日常诊疗中考虑患者的经济状况的频率情况

数据来源：2021 年医师调查。

在医师的个人工作经历方面，不同职称的医师在日常诊疗中考虑患者的经济状况的频率不同。从初级职称的医师到中级职称、副高级职称和高级职称，分别有 71.31%、75.87%、78.68% 和 79.05% 会几乎总是或经常在诊疗中考虑患者的经济状况（见图 7-39）。可见职称越高的医师，技术能力和经验提升，越常考虑患者的经济状况。

并且随着医院等级的上升，该医师考量患者经济情况的频率上升；不仅如此，三级甲等医院的医师考虑患者经济状况的频率明显高于其他等级的医院（见图 7-40）。

不同科室医师因工作特性在日常诊疗中考虑患者的经济状况的频率不同。经常和几乎总是考虑该情况的比例在 80% 以上的有传染科（82.67%）、神经科（82.00%）、精神科（81.29%）、内科（81.17%）；经常和几乎总是的比重小于 70% 的有眼科（69.34%）、耳鼻喉科（68.67%）、口腔科（67.89%）、医学检验科（66.11%）、医学影像科（65.31%）。其余科室的医师经常和几乎总是考虑该情况的比例在 70%~80%。

一些科室的医师在访谈中谈及自己面对的患者情况较为特殊，会对病人和家属提出经济条件之外的要求——要有陪护人员和心理安慰。正

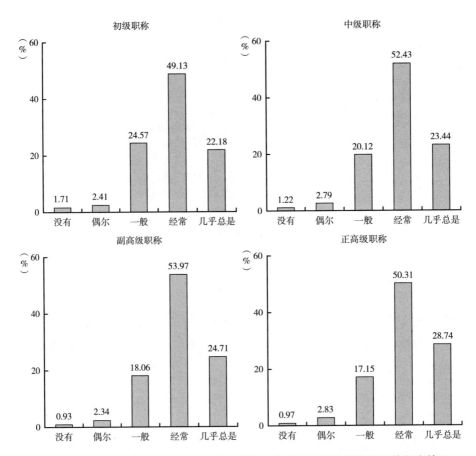

图 7-39　不同职称等级的受访医师在日常诊疗中考虑患者的经济状况的频率情况

数据来源：2021 年医师调查。

如前文提及的注重患者心理的疼痛科和精神科，尤其是"慢性疼痛这样的病症，不管他的经济条件也好或者家庭条件也好"，即使"有国家的农合，有国家的医保的经济条件，现在并不是看病的一个主要原因"，"陪护"这样和家庭有关的因素不一定是经济条件就能满足、药物就能达到的（BJ202106NJJ）。

也有些科室会因为病症特点，在治疗中对患者的经济条件提出一定的要求。如白血病的治疗，"现在主要是钱"，但也只是基本维持生命体征，难

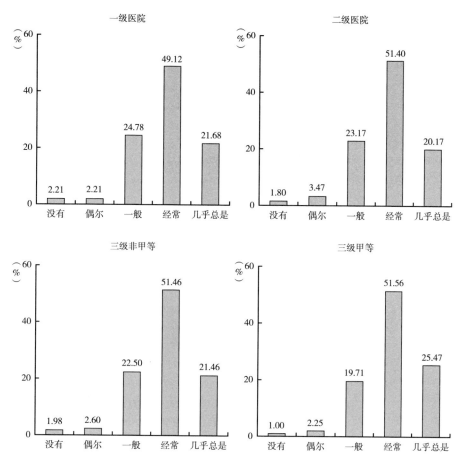

图 7-40　不同等级医院的受访医师在日常诊疗中考虑患者的经济状况的频率情况

数据来源：2021 年医师调查。

以"得到理想的效果"，高花费、低回报，是患者角色和日常角色冲突较大的类型；再有则是内科（81.17%）方向，"主要是靠药，药越来越好、越来越多"，医师努力寻找"便宜的药或者便宜的治疗办法"，"起到最好的效果"，实际上较难实现（QZ202102HYS）。

五　避免讨论病人隐私

医师在诊疗过程中，为达到更好的医疗效果，会收集关于病人各方面信息和隐私，包括"病史、个人史、还有一些婚恋史，都是要详细的检查"（BJ202106FQ）。即使已有法案对患者隐私的权责划分和界定仍有不足，而医师对于患者隐私有一定认知，据调查数据，84.09%的医师对于保护病人隐私有较高的保护意识，愿意为患者换位思考（见图7-41）。

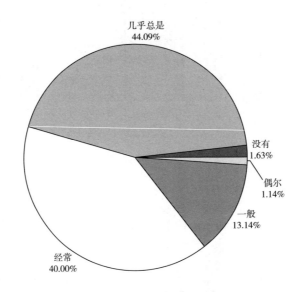

图7-41　受访医师在日常诊疗中有意识地避免与他人讨论病人的隐私的频率情况

数据来源：2021年医师调查。

保护患者隐私符合传统认知中对医务工作者的角色定义，也符合当前的医师职业道德；和医师就业前的相关教育有关。有些医院的设计会强调为患者考虑，"会协调一人一诊，充分的保护患者的隐私"（BJ202106NJJ）。

在医师个人经历层面，不同教育程度和不同职称医师在日常诊疗中有意识地避免与他人讨论病人的隐私的频率不同。其中，医师的受教育程度越高，职称越高，医院等级越高的医师，会更有意识避免讨论患者隐私（见图7-42、图7-43和图7-44），而且一级医院避免讨论患者隐私的频率明显低于其他级别。

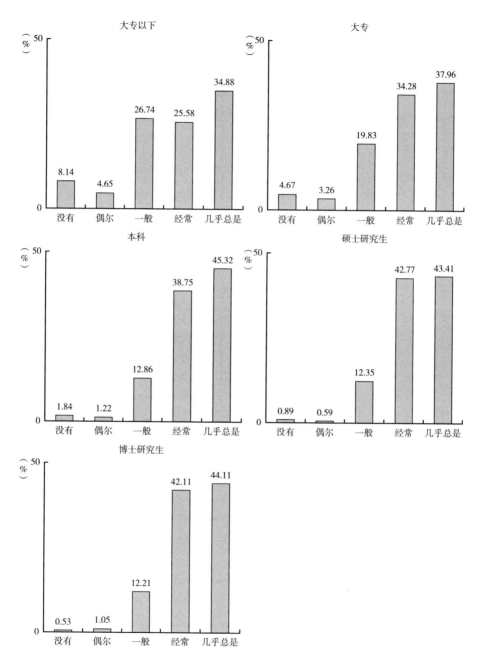

图 7-42 不同学历的受访医师在日常诊疗中有意识地避免与
他人讨论病人的隐私的频率情况

数据来源：2021 年医师调查。

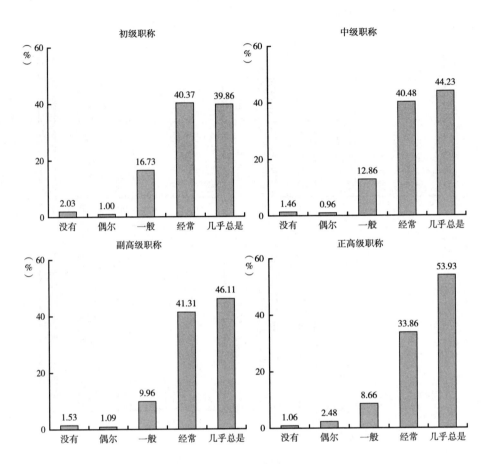

图7-43 不同职称等级的受访医师在日常诊疗中有意识地避免与他人讨论病人的隐私的频率的情况

数据来源：2021年医师调查。

六 保险起见的检查

当患者患有某病症的可能性不大时，医师在如何建议相应的检查这个问题上展现出了较大的分歧，调查数据显示，会因希望确保病人没有该病症，建议相应检查的医师占比仅有27.53%；而不太会建议相应检查的医师占比35.19%（见图7-45）。

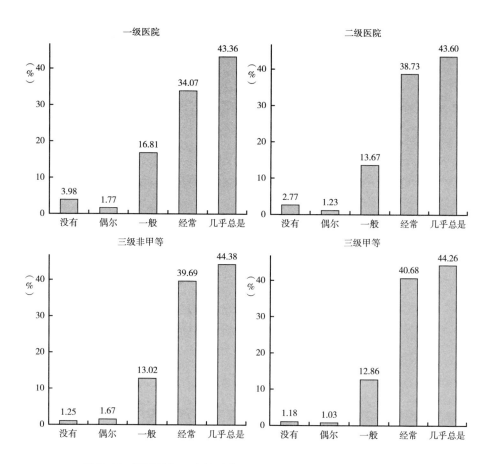

图 7-44 不同等级医院的受访医师在日常诊疗中有意识地避免与他人讨论的隐私的频率情况

数据来源：2021 年医师调查。

有趣的是，在医师的个人因素层面，不同性别的医师在日常诊疗中因保险起见，患者患该病可能不大，也建议其做相应检查的频率有较大的差异。男医师经常和几乎总是在该情况下建议患者检查的比例为 33.25%；女医师经常和几乎总是在该情况下建议患者检查的比例为 23.77%（见图 7-46）。此外，医师职称越高，在患者患该病可能不大时，建议其做相应检查的频率越低（见图 7-47）。

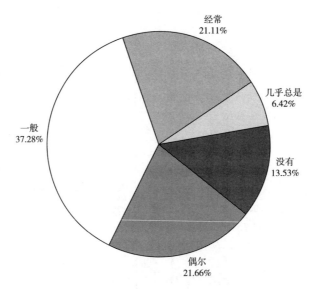

**图 7-45 受访医师因保险起见，患者患该病可能不大，
也建议其做相应检查的频率情况**

数据来源：2021 年医师调查。

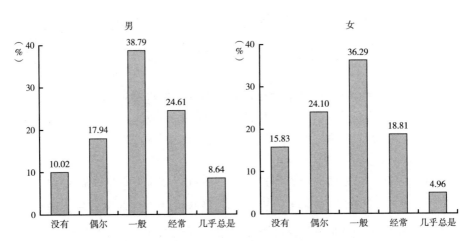

**图 7-46 不同性别的受访医师因保险起见，患者患该病可能不大，
也建议其做相应检查的频率情况**

数据来源：2021 年医师调查。

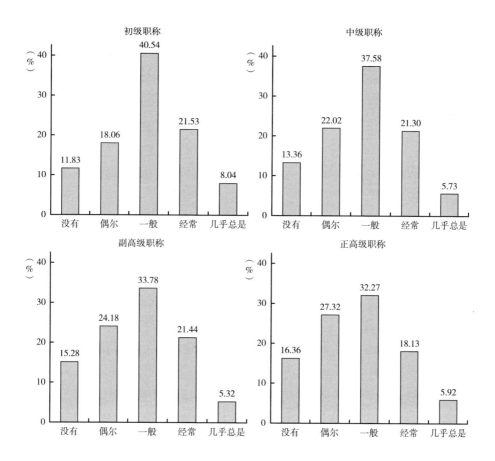

图 7-47 不同职称等级的受访医师在日常诊疗中因保险起见，
患者患该病可能不大，也建议其做
相应检查的频率情况

数据来源：2021 年医师调查。

在医院层面，各个医院的医师会因保险起见，患者患该病可能不大，也建议其做相应检查的频率都不超过 30%，并不是大多数。一级的医院和三级甲等医院在此类情况下仍旧建议检查的频率相差不多（见图 7-48）。

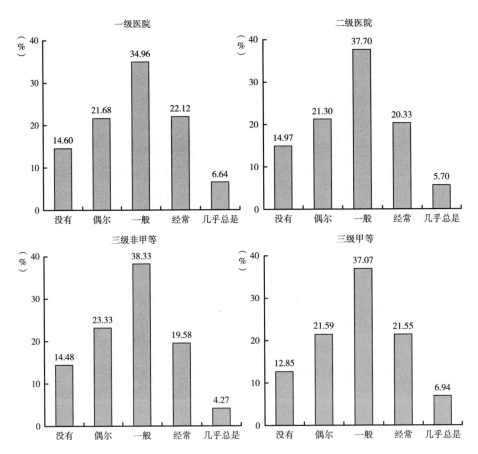

图 7-48　不同等级医院的受访医师在日常诊疗中因保险起见，患者患该病可能
不大，也建议其做相应检查的频率情况

数据来源：2021 年医师调查。

第四节　医师视角下的沟通

本章聚焦于医师视角下的医患互动沟通过程，并将过程细化、分解为医师对于沟通互动的认知与态度、医师为促进沟通付诸的具体行动、医师在诊断时考虑患者实际情况的频率，以及医师对不同城乡分类、受教育程度、家

庭经济情况的患者的沟通和遵医嘱状态的评价。在总体概括调查数据给出的医师整体认知和沟通情况之外，本章进一步探究了医师不同个人层面、工作经历、所属医院等因素对医师视角下医患沟通情况的影响。

在医师对于医患沟通互动的认知与态度方面，重视患者的尊重和信任比例较高，接近90%。在个人因素层面，医师受教育程度的越高越重视患者的尊重和信任；在所属医院层面，医院行政等级越高该院医师越重视患者的尊重和信任。

而对于医师技术操作和换位思考工作的重视情况，医师的观点仍有分歧，57.40%的医师更重视患者的感知并关注换位思考。个人和工作经验更丰富的医师会更重视换位思考工作，年纪越长和工龄越长的医师，都会相比之下更重视换位思考患者的情况；地域也有影响，来自东北地区的医院的医师，显示出对患者感知和换位思考工作较低的重视程度。

诊疗技术和语言沟通能力同样重要，医师群体实践、总结、磨炼了不少促进沟通的行为经验，同时具有情感关怀和有效性。受到医师群体认可度较高的促进沟通经验有使用礼貌用语（86.95%）、展示互动姿态（88.73%）和使用积极言辞（85.31%）。医师对这些经验的认可程度，主要和个人受教育经历、工作经历有关。个人层面，医师受教育程度越高越认可这些沟通经验；在工作经历层面，则是医师职称越高越被认可。

医师在诊疗中经常将患者的心理状况（80.75%）、经济情况（75.25%）纳入考虑之中，并时刻非常注重保护患者隐私（84.09%）；对患者社会背景和习惯（69.14%）、医保类型（66.47%）稍有考虑，但不太会在患者患病可能小的情况下仍让其检查（27.53%）。医师对患者以上方面的考量频率，都主要和个人工作经历有关，对心理、经济、隐私、背景和习惯、医保类型方面的考量频率，随着医师职称的升高而增长，只求保险而让病人检查的频率则是下降。

第八章

医师与患者关系

第一节　医患关系现状

一　对患者身份认知

医师对患者身份的认知不仅反映了医师对自身职业特征的认识，而且反映了医师在与具体的患者建立关系时的首要情感倾向。在患者就诊、医师治病的过程中，存在不同资源在两种方向上的流动交换过程：一是医师为患者提供医疗服务，二是患者支付相应费用。对于前者而言，医师是治病的主体，而患者是需要被救治的客体；对于后者而言，恰恰相反，患者是支付费用的主体，而医师是接受报酬的客体。两种过程背后蕴含着复杂的伦理观念，交织并行，也就为医患关系模式的建立提供了诸多可能性。医师、患者之间的关系既可能停留在普遍的、泛泛的联系上，也可能建立基于个体性的连带；既可能保持着工具性的客观中立，也可能带有情感上的关怀；既可能身份对等，也可能有差等。

如图 8-1 所示，本调查所涉及的 12180 个医师样本中，将患者视作"亲人"的医师有 2096 人（17.21%），视作"朋友"的有 5133 人（42.14%），视作"顾客"的有 1347 人（11.06%），视作"衣食父母"的有 682 人（5.60%），将患者视为"需要帮助的人""需要监护的人"和"需要公共服务的人"的医师分别有 10238（84.06%）、1578（12.96%）、5160（42.36%）人。[①] 在所有样本中，62.66% 的医师对患者身份有超过一种界定，12.25% 的医师对患者身份有四种及以上的界定，可见大多数医师并不以单一的身份来界定患者。这种多样化的分类方式一方面来自医师面临的患者群体的异质性，另一方面来自医患关系本身的复杂性。上述认知模式虽然不能精确概括每一个医师对于患者的看法，但提供了一些可供选择、组合的基本方向，例如，F 大夫（DT202102FMY）认为病人和医师之间应该是"比较信任的协作关系"，他的观点中既有将患者视为"顾客"的客观性，也有对"朋友"一般的互信关系的期许。Y 大夫（LZ202102YHT）认为自己与患者成为朋友的情况很多，"经常打打电话，因为现在通信都很方便"。但在这样的朋友关系中，患者也经常是"需要帮助的人"，他们会在微信上咨询各种疾病，医师则提供一些力所能及的指导和帮助。

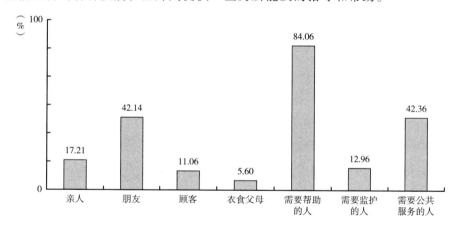

图 8-1　受访医师对于患者身份认知的分布情况

数据来源：2021 年医师调查。

将患者视为"需要帮助的人"，意味着医师在面对患者时通常首先体验到对于患者的人道主义关怀，这种关怀是普遍的、不论亲疏远近的。有 84.06%

---

① 问卷设计为多选，因此各部分加总超过总数。

的受调查医师会将患者视作"需要帮助的人"，这是医师对患者身份的认知中最普遍的一种。"需要公共服务的人"与"需要帮助的人"都强调医师作为"提供者"的地位，但前者在情感上更为中立，意味着医师将自己视为公共服务系统的代表，履行为患者提供帮助的义务。认可这种身份模式的医师占比为42.36%，比较常见。以患者为"朋友""亲人"则意味着医师适当地与患者建立个别化的、情感性的联系，双方的互动超越了"例行公事"的工作流程，建立起了更深刻的情感纽带，患者因其身份被视为弱势群体的情况也被淡化了。将患者视为"朋友"的医师占比为42.14%，视为"亲人"的占比为17.21%，前者比较常见，后者出现较少。与"亲人"或"朋友"相反，"需要监护的人"的看法强调的是医师作为施予救助者、患者作为接受救助者的地位不对称性，有12.96%的医师认可这一模式，不太常见。最后，将患者视为"顾客""衣食父母"则更强调医师与患者之间的经济联系，在这一层面上，处于主动地位的是患者，而非医师，双方关系也体现出较强的功利性。将患者视为"顾客"和"衣食父母"的医师占比分别只有11.06%和5.60%。可见，综合来说，更多的医师倾向于将自己的身份理解为施以援手的一方，将患者视为接受帮助的一方，双方常常具有一定的情感联系，有时还会产生个人层面的连带；医师群体并不经常从纯粹市场化的角度将患者视作"顾客"，也很少从经济交换的角度看待自身与患者的关系。总体而言，在医师所理解的医患关系中，治疗过程的维度是最重要的，金钱关系退居其后。

在面对具体情况时，"患者"不再是一个抽象群体，医师们也会根据情境做出不同反应。通常，医师们纵然认可职业所附带道德义务和人文主义情怀，但也反对无限制地牺牲自身的合理权益。Z大夫（BJ202106ZXF）面对病人无来由的情绪宣泄时，既接受"国家要求我们提供服务"，但又强调"人都有尊严"。H大夫（QZ202102HYS）谈起对病人的忍让时，认为病人："来医院没错，但这个不是我们欠你的……我们也是在帮你，虽然说你觉得花钱好像是我们赚你的钱，但是实际上我们也是在帮你。"G大夫（BJ202106GKK）也认为，当病人对自己的态度不同时，他作为医师也会给予不同的反馈："如果第一这个病人对我的态度特别好，很尊敬我，我对他肯定会特别好，就像好朋友；但是如果病人，我制定的方案他都否定，不管是跟他情绪有关系，或者跟他的认知有关系，或者跟他的社会地位有关系，我就不喜欢了，我就按照正常的流程，我按部就班地给他治就行了。"上述情况表明，当不同身份之间的张力在患者身上具体化，医师的态度也是灵活的、有比较和选择的。

此外，不同科室的医师由于工作性质的差异，对患者的看法也存在很明显的不同。病理科、医学检验科①的医师最倾向将患者视为"亲人"，比例分别达到 25.93%、22.82%，传染科、精神科的比例最低，分别为 4.00% 和 11.70%。医学检验科和康复医学科医师更多地将患者视为"朋友"，比例分别为 52.68%、46.90%，传染科、精神科的比例依然是最低的，分别为 30.67% 和 28.65%。口腔科、皮肤科医师将患者作为"顾客"的比例最高，分别是 16.49%、17.91%，精神科、病理科比例最低，分别是 6.83%、6.48%。麻醉疼痛科、病理科将患者视作"需要帮助的人"的比例最高，分别达到了 89.39%、88.89%。麻醉疼痛科和重症医学科医师也常常将患者视作"需要监护的人"，比例达 26.54% 和 21.60%。麻醉疼痛科、传染科医师将病患视为"需要公共服务的人"的比例最高，分别为 49.44%、48.00%。可见，每个科室的医师由于其主要处理的病症性质、与患者互动的过程、患者的主要特征各不相同，对于患者身份的定位也有所不同。从事安宁疗护工作的 L 大夫（BJ202106LZG）认为："我们陪伴和照顾的都是生命末期的患者，所以我们跟患者和家属的关系，要跟其他科室或者其他的这种医患关系是不太一样的……我们希望跟病人和家属建立的关系，可能就像好朋友一样，甚至是亲人一样。但是，在其他现在的医疗环境下，其他专科，应该说大多数都做不到我们这样的这种关系。"慢痛科室的 N 大夫（BJ202106NJJ）认为"与患者打交道的时间长"是本科室的医师容易与患者建立朋友关系的重要原因："时间长了有的患者就会和朋友一样，两三年、一两年的患者见了你都会很亲切。"

处在不同等级医院的医师也体现出对患者身份的不同判断。在表 8-1

---

① 样本量小于 50 人的科室不计入排名；行政管理岗位不计入排名。后同。

中，从一级医院到三级甲等医院，随着医院等级的提高，医师将患者作为"亲人""朋友"的倾向明显下降，"亲人"比例从 33.19% 下降至 13.97%，"朋友"比例从 57.96% 下降至 38.15%；将患者作为"顾客""衣食父母"的倾向也略有降低，分别从 12.39% 下降到 10.37%、从 11.06% 下降到 4.65%；将患者作为"需要帮助的人"的倾向明显提高，从 78.32% 到 84.86%；其余没有体现出明显的单一趋势。由此可见，越是在等级较高的医院，医师越是倾向以普遍主义的态度看待患者，对职业责任的重视程度也更高，但同时更难以与患者建立密切的人际关系。

表 8-1　受访医师所在医院等级与患者身份认知交叉分析

医院等级	患者身份认知							
	亲人	朋友	顾客	衣食父母	需要帮助的人	需要监护的人	需要公共服务的人	总计
一级	75 (33.19)	131 (57.96)	28 (12.39)	25 (11.06)	177 (78.32)	28 (12.39)	98 (43.36)	226 (100)
二级	762 (25.40)	1563 (52.10)	373 (12.43)	247 (8.23)	2459 (81.97)	438 (14.60)	1247 (41.57)	3000 (100)
三级非甲等	142 (14.79)	389 (40.52)	117 (12.19)	38 (3.96)	818 (85.21)	120 (12.50)	395 (41.15)	960 (100)
三级甲等	1117 (13.97)	3050 (38.15)	829 (10.37)	372 (4.65)	6784 (84.86)	992 (12.41)	3420 (42.78)	7994 (100)

注：单位为人次；括号内单位为%。
数据来源：2021 年医师调查。

二　医患矛盾的表现

医患矛盾在实践中的具体表现形式可以分为"争吵"、"投诉"和"威胁"。一般情况下，医患双方的口头冲突是医患矛盾较为基本的表现方式，并有可能演化为患者诉诸制度渠道的投诉行为，以及更为非制度化的激进的人身威胁。

如图 8-2 所示，在 12180 个样本中，表示"几乎没有与患者发生过争吵"的医师有 10125 人，占比 83.13%，"几乎天天都与患者发生争吵"的医师有 1879 人，占比为 15.43%，此外有 110 个医师表示与患者发生争吵的频率大概是"每周一次"，66 个医师表示与患者发生争吵的频率是"每周两三次"，占比分别为 0.90%、0.54%。可见绝大部分医师与患者的相处过程是和谐的，然而争吵一旦存在，往往会形成日常的困扰。

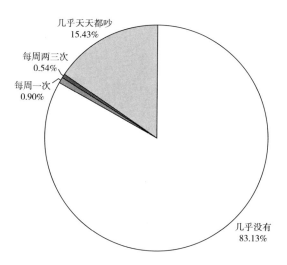

几乎天天都吵
15.43%

每周两三次
0.54%

每周一次
0.90%

几乎没有
83.13%

图 8-2　受访医师与患者发生争吵的频率情况

数据来源：2021 年医师调查。

医师与患者发生争吵的原因是多方面的。一些医师认为，医患之间缺乏沟通导致的相互理解的困难，是争吵经常发生的重要原因。F 大夫（DT202102FMY）曾经因为患者对治疗效率的片面要求超过了技术层面的可能性，双方各持己见，而与患者发生口头冲突："有一个病人他就是刚住院，头天住院，第二天做检查，当时诊断不清，第二天检查他又没做完，又到第三天了，结果第三天他就不干了，他就觉得说你看我来了三天了，你都没给我定个病……吵了一架，他们情绪上面特别的急躁，但得病也是有区别的，总得完善检查你才能制定诊疗方案。"另外，一些医师面对强大的工作压力，无暇顾及与患者的沟通问题，也容易引发矛盾。H 大夫（QZ202102HYS）自称经常与病人吵架，原因是分配给每个病患的时间有限，医师也无法与每个患者耐心交流："很多医生忙起来，有时候忙的时候都焦头烂额的，他也会发点脾气，你再好脾气也会发脾气……医生又不是神······因为我在你身上花太多时间，后面那些人怎么办？"

在图 8-3 中，认为自己"几乎没有"被患者投诉过的医师有 10226 人，占比为 83.96%。投诉频率为"每年一两次"和"每个季度一两次"的医师分别有 1805 人和 103 人，占比分别为 14.82%、0.85%，只有 46 人认为投诉"每个月都有"，占比 0.38%。在几乎没有被投诉过的医师中，90% 左右也几乎没有与患者发生过争吵；而在每个月都会被患者投诉的医师中，60% 左右也会每天与患者争吵，可见医患争吵虽然不构成患者投诉行为的必要前提，从结果上看，依旧大大提高了投诉发生的概率。

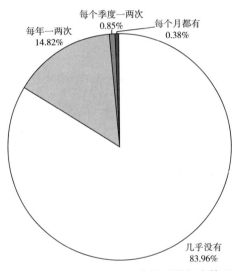

图 8-3　受访医师受到患者投诉的频率情况

数据来源：2021 年医师调查。

对于患者投诉的原因，一些医师强调，病人对治疗效果的不满是投诉行为发生的根本原因，其他的理由大多是无关紧要的把柄，常常成为"替罪羊"。G 大夫（BJ202106GKK）认为，如果他治疗效果已经很完美，患者即使并没有对医师完全满意也不至于主动投诉，相反，"治疗效果不好，才可能就会想到某一个点，有没有用这一个点来发作"。Z 大夫（BJ202106ZXY）也有类似的经历，一位患者可能是认为医疗费用太贵、对疗效不满意，就以医师没有告知费用详情为由进行了举报，而医师虽无法免责，却也不认为自己有错："上面会问，你为啥不说？我交代什么，交代都得方方面面我做不到，谁也做不到。"也有一些医师认为，患者投诉主要是沟通不足带来的问题，医师需要"耐心地解释一下，给家属一个耐心的态度"（LZ202102YHT），如此总能化解矛盾。

患者"威胁"医师的情况发生的频率比"争吵"和"投诉"都更少。在图8-4中，有9690名医师认为"几乎没有"，占比为79.56%。有2143名医师认为"每年一两次"，占比17.59%，分别有184、163名医师认为发生频率为"每个季度一两次""每个月都有"，占比分别为1.51%、1.34%。可见，被患者威胁并不是医师职业生涯中常见的经历。L大夫（LZ202102LCJ）结合自己的经历认为，患者威胁医师既可能是因为对治疗结果不满意、无法接受风险，也可能在此基础上"目的不纯"："病人做手术的时候，1个家属签字了，做完之后并发症出现了，另3个家属出现了，签字那个人不见了。这3个人我不知道是谁。其实（我们）是个高危行业，（有人）大年三十还给我发恐吓信，给我打电话。"

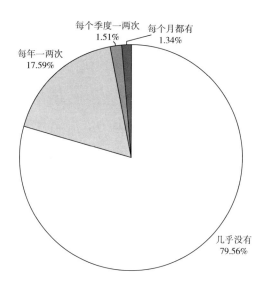

图8-4 受访医师受到患者威胁的频率情况

数据来源：2021年医师调查。

N大夫（BJ202106NJJ）认为，化解医患纠纷的一个关键是"职业自信"，这种态度是随着从业时间的增长而逐渐培养的："随着你年资越来越长，医生的经历越来越丰富，我们会觉得，是谁的问题？刚才说了两个问题，第一个问题就是患者的问题……这个不用考虑，你闹到什么时候我都不会妥协。还有一个问题，医生的问题……我的问题我不逃避，那就没有这么多痛苦。"这一判断基本能够得到数据方面的证明。如表 8-2 所示，争吵、投诉、威胁的情况更多发生于工龄较短的医师，较少发生于工龄较长的医师，这一趋势在"争吵"方面体现最为明显。在 10 年及以下工龄的医师中，"几乎每天与患者发生争吵"的占比达 18.46%，而在 11~20 年、21~30 年、30 年以上工龄的群体中，该比例逐次递减为 14.28%、10.54%、8.22%。这也从侧面证明，如何更有效地避免与患者的纠纷和冲突，是许多医师在实践中习得的一项技能。

表 8-2　不同工龄受访医师发生争吵、投诉、威胁的情况

医师工龄	高频率发生医患矛盾的情况		
	几乎天天争吵	每月都有投诉	每月都被威胁、恐吓
10 年及以下	1110 （18.46）	22 （0.37）	82 （1.36）
11~20 年	513 （14.28）	19 （0.53）	56 （1.56）
21~30 年	202 （10.54）	3 （0.16）	20 （1.04）
30 年以上	54 （8.22）	2 （0.30）	5 （0.76）
合计	1879 （15.43）	46 （0.38）	163 （1.34）

注：单位为人次；括号内为经常发生某类医患纠纷的医师人数占该工龄段总人数的比例情况，单位为%。

数据来源：2021 年医师调查。

尽管"争吵"是医患双方共同参与的环节，但进一步的"投诉"和"威胁"是只有患者能够对医师采取的措施；医师几乎不会以此类方式对待患者。"投诉"作为对医师的单方面制度约束，赋予了患者在就诊中维护自身权益的途径，也对医师的行为起到一定的监督作用；但从其负面影响来看，医患之间缺乏理解而产生的投诉给医师带来了巨大的工作障碍和心理压力。难以控制的"威胁、恐吓"更加使医师感到强烈的不安全感。调查中，

医师对于当前医患关系的总体评价比较消极，对于未来 5 年医患关系改善的预期也不甚乐观。结合图 8-5、图 8-6 来看，认为医患关系总体上"紧张"和"非常紧张"的医师分别有 4586 人、1583 人，占比分别为 37.65%、13.00%；而认为医患关系"和谐"和"非常和谐"的医师分别有 1481 人、117 人，占比分别为 12.16%、0.96%，积极评价大大少于消极评价。类似地，被调查医师也显示出对短期内医患关系改善的悲观态度，认为自己抱有"不乐观"和"非常不乐观"预期的医师分别有 3807、2018 人，分别占比达到 31.26%、16.57%；而认为自己抱有"乐观"和"非常乐观"预期的医师分别有 1913 人、245 人，占比只有 15.71%、2.01%。

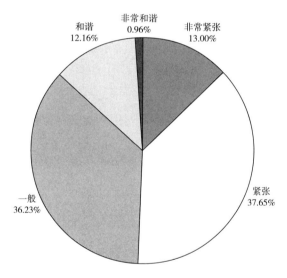

图 8-5 受访医师对目前医患关系的评价情况

数据来源：2021 年医师调查。

图 8-7 显示出医师对于医患纠纷的态度。在所有样本中，对医患纠纷感到"害怕"或"非常害怕"的医师分别有 5409 人、1662 人，占比分别为 44.41%、13.65%，而表示"不害怕"或"根本不害怕"的分别只有 933 人、232 人，占比分别为 7.66%、1.90%。总体来说，医师群体对医患纠纷虽不至于谈之色变，但也深受其苦。"害怕"并不是医患纠纷带给医师的唯一感受。

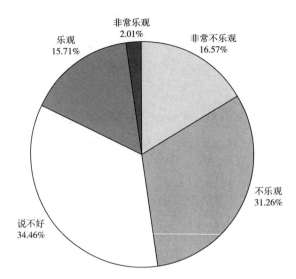

图 8-6 受访医师对未来医患关系的预期情况

数据来源：2021 年医师调查。

例如，Z 大夫（BJ202106ZXF）回忆起一个因为遇到生活烦恼而在就诊时态度恶劣的患者，他作为医师感觉极不被尊重，但只能压抑自己的情绪："我们可以提供服务，但是你希望得到别人的尊重，对吧？我不是你使唤的奴隶，对吧？……我们刚刚说我惹不起我躲得起，我不给你提供这个服务，行不行？但是我没有这个权利。"L 大夫（LZ202102LCJ）由于忌惮"目的不纯"的病人家属，在手术中出现失误时就会产生"焦虑"的心理："医生一脚迈进医院，一脚迈进法院。突发的这种最说不清的……就是没有预见性的病人是最可怕的。"Z 大夫（BJ202106ZXY）以"寒心"来描述自己听闻一些恶性医患纠纷事件时的感受："你维护权利，我们真的很尊重的……但是在没有定论之前，哪怕就有定论之后，你作为一个客户，你没有权利私自剥夺另一边的生命。"L 大夫（BJ202106LDF）直言听闻医患纠纷时感到"讨厌"："那你不能认为人家付出以后得到的结果跟你想象的不一样，你就是以矛盾纠纷的方式去处理，比如说你种了一棵桃树，你就想它今年结 36 个桃，可它结了 34 个，你要把树砍掉吗？……不是的，它已经努力生长了，它已经努力了。"

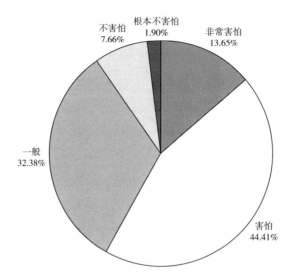

不害怕
7.66%

根本不害怕
1.90%

非常害怕
13.65%

一般
32.38%

害怕
44.41%

图 8-7 受访医师对医患纠纷的态度情况

数据来源：2021 年医师调查。

　　医师对医患关系的态度会直接体现在其对于患者的看法上。数据表明，在认为医患关系"非常和谐"的 117 个医师样本中，有 52.99%将患者视作"亲人"，有 70.09%将患者视为"朋友"，都明显超过其他对医患关系评价更低的群体；相反，在认为医患关系"非常紧张"的 1583 个医师样本中，有 81.11%不会将患者视为"亲人"，有 62.92%不会将患者视为"朋友"，都明显高于平均水平。对医患关系的情况或未来预期比较乐观的医师，很多时候也以患者为弱势的、需要照顾和体谅的一方，例如 Y 大夫（LZ202102YHT）认为："在患者悲痛的时候，他也会说一些狠话、一些过激的话，在这个过程中可能需要我们共同去面对，需要去随着时间的推移，大家都做工作，能够一起去沟通解决这些问题，极端事件是例外。"N 大夫（BJ202106NJJ）对医患矛盾"看得越来越平静"，而在他与患者相处的过程中，认为长时间打交道的患者很多时候"像朋友一样"。H 大夫（QZ202102HYS）对医患关系看法比较消极，认为医师职业"比较辛苦又危险"，他在谈起医患关系时，则会较多地提到"自作聪明的患者"与"见利忘义的家属"。

三 解决矛盾的途径

当医患矛盾发生时，医师可能采用多种渠道化解纠纷。图 8-8 表明，在全体样本中，"求助上级"和"求助医院相关部门"的医师分别有 7801 人、7566 人，占比分别为 64.05%、62.12%，"继续积极沟通"的医师有 7767 人，占比 63.77%，上述三种途径被采纳的比例最多。其中，选择"求助上级"的医师中有 68.45% 也会同时考虑"求助医院相关部门"，但选择这两种途径的医师并不会在"继续积极沟通"上显现出明显的偏好。可见，面对医患矛盾时，向医院寻求制度化解决途径与自行沟通处理是两种最为常用的、互不依赖的举措。有 4567 个医师在被患者或其家属为难时会"求助同事"，占比为 37.50%；有 3382 个医师会"诉诸法律途径"，占比为 27.77%；会"求助家人"的有 871 人，占比为 7.15%。只有 291 个被调查医师会选择"搁置不管"，占比为 2.39%。

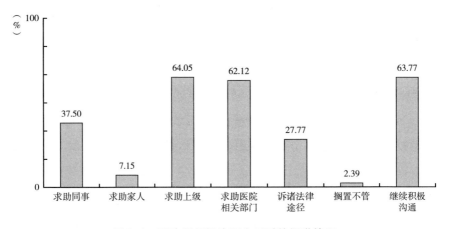

图 8-8 受访医师解决医患矛盾的渠道情况

数据来源：2021 年医师调查。

大部分医师在面临医患矛盾时会选择在工作环境内部解决问题，无论是求助于同事、医院系统，还是继续以医师的身份与患者沟通，都是在矛盾产生处寻求化解之道；寻求更广泛法律渠道的情况不甚普遍，只有很少数的医师会诉诸私人关系，这两种方式作用于工作环境之外，前者不受青睐的原因是成本过高、制度不健全，后者比较少见则可能是因为只能提供情感支持而难以产生直接效果。在本调查中，男性医师表现出比女性医师更多的诉诸法律的倾向（31.38%/25.39%，p=0.000），而女性医师求助同事的可能性更大（40.93%/32.27%，p=0.000）。

许多医师都认为"沟通"是最有效的解决方法。例如，L大夫（LZ202102LCJ）强调，只要医师真心帮助，遇到的患者"绝大多数人都是好的，其实90%以上的人都好"，问题在于沟通。Y大夫（LZ202102YHT）也指出："对患者的关心和家属多多沟通，可能有时候可以抵消患者一部分对这个医疗部门或者是其他方面的问题。"

F大夫（DT202102FMY）在遇到医患纠纷时曾经请示了组织班，但组织班却让他自己处理。他认为，这些部门"没有积极地去处理这些事情。其实好多情况下医院都保护不到（医生）"。在他看来，法律途径才能最有效地减少医患矛盾，因为患者不怕医院、医师，但会听从政府和法律。

B大夫（BJ202106BDF）倾向选择"敬而远之"，回避容易发生纠纷的患者："有些人你要首先想想他是不是病人，他身体上有病，他精神上也可能有问题或者说有缺陷，或者说有伤痕，你不要去把自己陷入冲突之中，跳出这个东西去思考……其实这样的冲突总的来讲还是容易处理，你知道他有问题，你避免跟他接触，对吧？如果有办法，找人去帮他，但如果你帮不了他，如果没有办法的话，你就尽量脱离接触，因为你跟他永远是讲不清楚，他讲不清道理，他（思维）已经进入了一个死胡同。"

在所有的途径中，使用"继续积极沟通"手段的医师通常对医患关系的感知也较为积极，发生医患矛盾的情况也更少。表8-3显示，在认为医患关系"非常紧张""紧张"的医师中，分别只有58.05%、63.17%在遇到医患纠纷时会"积极沟通"解决问题；而在认为医患关系"和谐""非常和谐"的医师中，分别有74.27%、70.94%会"积极沟通"，两者之间存在统计上的显著差异（χ^2=98.5174，p=0.000）。此外，从一般线性回归结果来看，除了"积极沟通"（β=0.135，t=7.99），其余纠纷解决方式都没有显著表现出与较好医患关系认识的关联；甚至"求助同事"（β = −0.075，t = −4.44）、"求助家人"（β = −0.155，t = −4.90）、"求助上级"（β = −0.117，t = −6.88）、"搁置不管"（β = −0.203，t = −3.81）几种举措都与医患关系感知呈显著负相关。如果以"与患者争吵的频率"来代表医患矛盾发生频率，一般线性回归结果也表明，只有"继续积极沟通"能够显著地产生减少矛盾频率的作用（β = −0.249，t = −9.07）。

表 8-3 "积极沟通"策略与医患关系认知交叉分析

积极沟通	对医患关系的认知				
	非常紧张	紧张	一般	和谐	非常和谐
是	919 (58.05)	2897 (63.17)	2768 (62.72)	1100 (74.27)	83 (70.94)
否	664 (41.95)	1689 (36.83)	1645 (37.28)	381 (25.73)	34 (29.06)
合计	1583 (100)	4586 (100)	4413 (100)	1481 (100)	117 (100)

注：单位为人次；括号内单位为%。
数据来源：2021 年医师调查。

在访谈中，医师们对一些通过积极有效的沟通成功化解医患矛盾的案例印象深刻。L 大夫（BJ202106LZG）从自身与患者沟通的过程中领略到"换位思考"有时并不容易，需要付出耐心和努力："医生很容易就觉得，我说的这些东西我自己很熟悉，但病人或者家属可能根本就听不懂你在说什么。"L 大夫（BJ202106LDF）在一次手术出现意外、患者家属情绪失控而产生暴力倾向时，充分把握了患者家属对实际治疗结果的关注和"以生命为第一位"的信念，通过简单的交流避免了事态恶化："……我就出去给家属交代，我说病情中间有变化，如果说时间就是生命的话，现在就是这么回事……当时，我觉得我的思路还算清晰，我就问你们家谁是决策者，然后发现他的大儿子是，我说你愿意再相信我一次吗？如果你再相信我一次我就给你做，如果不相信的话，你觉得揍我一顿解决（问题）的话你揍我也行，但是你揍我的功夫，你妈命就没了，你是愿意去揍我，还是愿意给我机会？他说我相信你。我们做完以后，老人家最后结果特别好……如果当时他要揍我、要和我发生争执，我跟他说，这不是我的事，是你疾病本身的事，争执半天，病人命没了，我可能还得挨一顿揍。"L 大夫从中总结出的经验是，推卸自己的责任是无助于解决纠纷的，无论问题究竟出在哪里，医师在沟通中都应勇于承担责任，因循患者的核心关切，这才是最佳沟通方法。

第二节　医患矛盾来源

一　医师方面

当医师从自己身上寻找医患矛盾发生的原因时，落脚点通常在于"沟通不足"。例如 B 大夫（BJ202106BDF）认为，虽然沟通涉及的是医患双方，但促进良好沟通的责任主要在于医师，即使患者在沟通方面做得不够好，医师也一般不会要求病人去改进："你只能说，病人的诉求总是有一种合理的诉求，人家有想法，你就要去给予合理的解释……你首先不要让自己陷入冲突之中。"

X 大夫（DT202102XZY）将沟通不足的原因进一步归结为"时间紧张"和"沟通技巧不足"，这一归纳也基本符合其他医师的观点。H 大夫（QZ202102HYS）认为跟病人沟通也是一门技术，需要在从医经验中总结学习："我们要懂得，一个患者他想什么？他有很多想法，有的家属非常多心思，他有些心思你不懂的话，你就没办法摸到他。"在 H 大夫（QZ202102HYS）的经历中，某些患者家属送患者来治病，希望得到治愈的保证，而另一些则反常地期待医师做出束手无策的反应："他只是来走过场，跟人家邻居、村里这样说，我现在带他去医院看，但是医生说没办法了，所以我就回来了。"因此，在不同的情况下，医师也需要观察和推断患者的目的来决定沟通时的措辞。此外，L 大夫（BJ202106LDF）认为目前医疗模式的弊病是，各大医院的医师"太忙了，没有太多时间和患者交流"。他认为，医师面对的是作为一个"整全的人"的患者，而不是组合在一起的器官："看病不光是看一个心肝脾肺肾，你看的是这个人，这个人为什么得这个病？我们需要了解更多……时间再多一些。"

除此之外，医师与病人沟通的意愿也很重要。Y大夫（LZ202102YHT）认为，在面临治疗中的突发情况、患者家属的质疑时，"首先我们自己要把自己做好……其实可能需要多去耐心解释一下，给家属一个耐心的态度。"他认为，即使传达的信息是"这个病确实治不好"，只要医师的态度是耐心的、将心比心的，也可以抵消患者对医师、医院的一部分不满。反之，当医师自恃掌握医疗知识话语权，一味开脱责任，就会更加难以获得患者的信任与包容。L大夫（BJ202106LDF）更是认为，只要医师愿意承认错误、承担责任，那么纠纷就会少很多："凡是有纠纷的，都是我认为你错了，你就不承认，我就咬着你不放，这才是矛盾。"

虽然大多数医师赞同有效的沟通能够减少医患纠纷，但沟通问题很多时候并不是医患矛盾的根本来源。患者到医院就诊的最终目的是治愈疾病，然而从医师的角度来说，技术层面的风险不可杜绝，甚至"失误"本身也应当视为一个常量。N大夫（BJ202106NJJ）在与门诊患者进行沟通时，谈及疗效，一般会给出50%～60%的治疗程度，在他看来，这不仅更加实事求是，而且也是专业性的表现："就是我们有100%的把握，我们也没有告诉患者会有一个100%的效果，这个沟通，我们肯定是有我们的专业性的。"与此同时，患者也许能够理解医师的观点，却不一定能坦然接受，进而出现积怨，"他觉得，你说的可能大家都理解，但是我觉得我这个（治愈率）也应该能达到90%。"（BJ202106ZXY）然而在医师的立场上，即使一个医师全力以赴，也不可能保证治疗效果，因此，医师断然不可能对患者做出绝对的承诺。

二　患者方面

医患矛盾同时牵涉医师与患者，是在双方共同参与的互动过程中产生、发展与激化的；但在通常情况下，由于医师在知识和技能层面上对于诊疗过程的掌控度比较高，受到的制度性、文化性约束也比较多，正面的医患矛盾常常由患者或者家属直接发起。

在患者及其家属对医师感到不满并产生矛盾冲突的原因中，"费用"和"疗效"是两项重要的客观因素。G 大夫（BJ202106GKK）认为，医患矛盾的发生与职业道德无关，主要问题在于患者认为费用过高，而相应治疗所带来的效果却不尽如人意："就是病人觉得费用贵，他又没有得到应有的这种服务。"在最终治疗效果比较理想的情况下，患者能够忍受治疗过程中的一些不规范之处，对于尚在合理范围内的治疗费用也能默许；而一旦治疗效果不够好，哪怕是细微的、无关大局的纰漏也会被患者摆上台面，按照 G 大夫（BJ202106GKK）和 N 大夫（BJ202106NJJ）的话说，患者会"用这一个点来发作"，"他会找到一个点，就会从这个点开始爆发……最后回来还是能归结到疾病（治疗）的满意度上"。然而，"费用"与"疗效"在某种程度上也是互相关联乃至绑定的，经费不足导致疗效堪忧、疗效不佳导致对原定费用更加不可忍耐，从而形成恶性循环。H 大夫（QZ202102HYS）谈及医患矛盾时直言："你没钱，疗效就是不好。我们也一直在想，因为我们碰到的病人很多是经济条件不好的人，我们也在想说，能不能用点便宜的药，或者便宜的治疗办法，让它起到最好的效果？但是实际上现在很难，说实在，内科主要是靠药。"尽管"费用"与"疗效"都是比较客观的指标，但承担费用、接受疗效的患者对这两者的认识却因人而异，怀有的期待也千差万别，因此，他们的反应常常难以准确预期，医患矛盾也由此产生。

一些患者对医师个人缺乏理解与信任，这也是他们难以接受治疗中的不完美之处，并以挑起纠纷的手段来表达态度和诉求的原因之一。在 F 大夫（DT202102FMY）的案例中，一个患者住院后第二天开始做检查，当天没有做完，不能得出清楚的诊断结果，之后将要继续检查时，患者却开始怀疑医师的能力，要求转院："第三天他就不干了，他就觉得说，你看，我来了三天了，你都没给我定个病，治疗上面也没给我说个一、二、三……当时发生了很明显的语言上的冲突。"相反，当患者对医师比较信任时，即使有意外发生，患者也能更加理性地思考，给予医师一定的尊重和包容，例如在 Y

大夫（LZ202102YHT）的案例中，一个进行了肠切手术的病人术后出现严重的并发症，家属与医师之间起了言语冲突，但是由于患者的孩子作为家属代表非常信任医师，双方配合之下，病人最终痊愈出院。

在另外一些情况中，患者对医师的质疑并不针对医师个人，而是因为他们对现代医疗有着一套自己的认识，并且已经根深蒂固。这一套认识可能与医师方面的认识极为不同，在难以沟通时，双方就会不可避免地发生碰撞。L 大夫（LZ202102LCJ）曾经遇到一个因为手术之后出现并发症而威胁、恐吓自己的患者，但作为医师，他认为并发症的出现不能完全归咎于医疗技术："也不是我的原因，那种病，说实话，医疗技术不是 100% 的安全，你做那么大的手术，它本身就是有风险的。"F 大夫（DT202102FMY）也认为，当前的社会舆论对于医疗过程中的失误、错误、事故等不可控因素普遍缺乏包容心，在他看来，医疗风险的客观性就像金融投资风险的客观性一样，然而许多人能够接纳后者，却无法接纳前者。在一些医患矛盾事件中，一方面，医师能够给予的是技术上最适宜的诊疗手段，而非最终结果的担保；另一方面，缺乏"风险"观念的患者把治疗的最终结果作为唯一的参考标准，按照一种对现代医学的刻板期待，以"一切顺利"为理所当然，而将"意外"归结为医师的操作错误或态度问题。当双方的基本观点走向歧途，换位思考、互相理解的可能性就很小了。

患者群体内部的互动虽然能够促进信息流通，但有时也会对医患关系造成负面影响，其关键就在于，"病友"中的成功案例让急于治病的患者看到了成功的希望，也常常过分抬高预期，甚至在与他人的比较中产生更深的焦虑。当患者执着于经验所见，医师"冷冰冰"的宣告就会显得更加不可接受。N 大夫（BJ202106NJJ）遇到过很多在微信群中沟通过之后再前来就诊的患者，这些患者对治愈率的期望常常很高，而且不容易接受医师所给的比较客观但低于预期的疗效回复。因此，他在对待患者微信群时非常谨慎，不会直接去面对一个庞大的患者群体："如果今天你真的很空闲，你回答了一两个问题，有的人不觉得你明天就不空闲了，他觉得，你是不是对他有什么想法，或者是对他有什么意见？就是，怎么医生回答那个病人的问题，不回答我的？是不是我当时门诊说了什么不该说的话？无形中会增加患者的焦虑。"

三 关系的视角

无论是从医师的角度还是从患者的角度出发寻找医患矛盾的来源，最终总是需要归结到双方互动关系中产生的不和谐，并追溯到医疗服务提供方（医师）的职业定位与医疗服务需求方（患者）的根本诉求之间的不对称。B 大夫（BJ202106BDF）指出了医疗服务过程中可能存在的"错配"问题："你的投入的资源和他的诉求之间只要出现错配的时候，他就会质疑。"在整个"治疗—就诊"过程中，医师为患者提供了专业的诊断、合理的治疗，并进行必要的沟通讲解以取得患者的信任和配合，最终一切都服务于治疗，以期取得尽可能好的效果；而患者最直接的诉求就是"把病治好"，而达致这一理想结果的途径中，成本要尽可能降低，其余技术性细节则被包裹进"黑箱"，听凭医师处置，同时也由医师担保。换言之，患者认为自己购买的是良好的"结果"，而医师认为自己能够给予的是可靠的"过程"。

在上述逻辑中，医师与患者双方在认识问题的视角上有一定的差异。

医师采取一种以治病过程为中心的视角。患者从"生病"到"入院"，其面临的麻烦的来源既非患者自己，也非医师，而是外在于双方的第三方；在患者从"入院"到"出院"的过程中，医师和患者应该处于同一战线，共同对抗疾病；患者"出院"后返回正常生活，则需要本着对自己负责的态度，妥善处理后续事宜。总而言之，医师是患者与疾病对抗过程中的参与者、救助者，"全力以赴"已经是最好的状态，因此，站在医师的角度，无论是患者还是社会各界，应该首先看到医师"做了什么"，而不是"还没有做到什么"，以此种态度来对待有时不尽如人意的治疗结果。H 大夫（QZ202102HYS）以一种通俗的方式表达了类似的意思："你来医院没错，但不是别人欠你的，是你自己得的（病），这个不是我们欠你的……我们也是在帮你。虽然说你觉得花钱好像是我们赚你的钱，但是实际上我们也是在帮你。"

　　不同的是，患者常常采取一种以治病事件为中心的视角。患者来到医院只为"治病"一件事，医患双方的互动构成了一个独立的事件，而其前因后果均不在考虑范围内。如果治疗没有成功，那么一定是这一事件的参与者出了问题；既然不可能是患者自己的问题，那么有错误就被归结到医师方面。对于一些患者来说，医师并不是施以援手、共同对抗疾病的盟友，而是达成既定目的中介手段。

　　另外，在对于疾病的认识上，医师和患者也存在不同。医师对疾病秉持着科学主义的态度，其症状、来源有章可循，治愈率、风险性有一定的可参考指标。因此，在对待患者时，医师以分解性的眼光看待患者的身体、各项机能与病情，对每一个部分做出有条理的规范性分析，他们每一个阶段的具体操作步骤也有明确的目标和既定的准则。而患者对疾病的认识呈现更多的经验主义色彩。F大夫（DT202102FMY）提及，在一场手术后并发症导致的医患纠纷中，病人的不满在于："做完了为什么还不舒服，花那么多钱，做完手术还不舒服。"因为这种只能描述而难以解释的"不舒服"的感觉，该病人决心"跟医院要个说法""挑刺"。医师对此备感无奈："外科大夫现在只要你做了手术，你就错了，不管是这个手术你做得对与不对、后期出现什么并发症没有，病人只要说不舒服，你本是100%的没错……结果你就全错了。"在这个案例中，患者所坚持的"不舒服"是一种基于身体总体状况的主观体验，这种描述固然能够反映问题，却无法给医师提供病症解析的依据，导致失败的沟通。在患者方面看来，人的身体是否"舒服"这件事已经能够作为是否生病、是否治疗有效的判断依据；而从医师方面看来，感觉归感觉，病症归病症，大部分情况下，病发、病愈都应该依赖于客观的判断标准。

　　治疗过程中，医师与患者之间的不对称性还体现在各自所扮演的角色。一方面，医师也和患者一样是"人"，作为一个情绪充沛、有尊严、求体面的个体，他们的需求也应得到重视；另一方面，医师在"治病"这一特定事件中，作为技术手段的代表和话语权的掌握者，一定程度上被职业身份剥离了"普通人"的一面，也就要以非人格的方式实施治疗，越是如此，越能够达到好的效果，也越会被认为是一个"称职"的医师。与之相对，患者在治疗过程中基本处于被动的、需要被关照的地位，"患者"本身不是职业，没有特别的制度性规范，只是在"人"的基质上附加了"患病"的状态。医师身份的两面性与患者身份的单面性，使得双方的关系可能因此产生不协调。当患者以纯粹"职业人"的眼光看待并要求医师，就会像对待机器齿轮一样要求医师，漠视医师作为"人"的正常表现和需求，例如可能出现失误、有自尊心。F大夫（DT202102FMY）认为，但凡作为一名医师，其为患者治病的初心都是好的，但患者与社会舆论却看不到这一点，将一切失误当成应该受到严厉谴责的事故来看待。F大夫（DT202102FMY）认为一种合理的制度既应该关照患者，也应该关照医师："比如说我知道，国外一个护士输错液了，导致病人的一些事故，人家上级的态度是，你先回家休假，你最近可能太累了，有什么事咱们处理完了再说……"然而，当患者纯粹将医师视为"普通人"，按照处理普通人际关系的方式处理与医师的关系，也容易出现误解。H大夫（QZ202102HYS）比较注重与患者的边界感，即使给患者留了联系方式，也会将与患者的所有交流互动归于"工作"，而与自己的"生活"相区分："你可以问我，找我看病没问题，包括微信找我看病也没问题。但是朋友圈是我的生活圈子，跟你不一样的。"

四 制度的视角

医患关系并非仅由短时间的、碎片化的医患互动所决定，社会的结构性因素深深影响着创建医患关系的可能性空间。用L大夫（LZ202102LCJ）的话来说，很多时候，"你自己不知道的危险"才是最令人忌惮的。

从数据来看，48.12%的被调查医师赞同"医疗事业的市场化使得医患关系变差"，只有13.81%的医师表示不赞同，前者达到后者的3倍以上。一方面，医疗事业的市场化改变了传统的医患互动模式，医师职业的神圣性转变为世俗性，知识权威引领转变为医疗服务提供，个人化纽带转变为标准化工作，在这一过程中，统一的、稳定的医患身份图式尚未形成，不同个体的认识与期待有所不同，且常常难以共情。转型期间的不确定性，使得

"狭路相逢"的医师和患者必须同时面临如下问题：采取何种姿态是妥当的？医患双方的相对地位如何？道义上的权责界线如何划定？……在这些议题上的共识，已经大大超过了一段特定的医患关系所能涉及的程度。另一方面，医疗事业的市场化是一个渐进的过程，制度改革调整期间的不充分、不和谐之处，也会给人们带来困扰。

在不少医师看来，"医改"的不彻底最直观地体现在"看病难、看病贵"的问题至今依旧没有得到解决，并且持续地为医患矛盾埋下隐患。例如，不同患者的经济能力不同，过重的经济负担容易使患者面临"孤注一掷"的境遇，从而丧失风险接受能力，或者在治疗过程中表现得焦躁不安、急于求成。于是，"矛盾转嫁到医生身上"，一些患者"认为花钱多是医生的罪"（DT202102FMY）。L大夫（BJ202106LDF）感到十分不公平："你说房价贵是建筑工人的事吗？收费又没收到医生手里边去……让医生当个'挡箭牌'。"X大夫（DT202102XZY）和Z大夫（BJ202106ZXY）也认为，尽管患者的怨气很多时候并不直接来自某个医院的某位医师，但医师很多时候成了供患者宣泄不满情绪的"替罪羊"："现在的（杀医）（医闹），这些人早就出了问题，来了发现不满意，正好……这是把医生当作一个发泄的对象。"

不良的舆论生态也是导致医患关系坚冰难融的重要因素，当患者带着一套负面的"先入之见"走进医院，维持良好的医患关系尤其不易。首先，一些不负责任的新媒体为了吸引眼球，对医患纠纷的报道过分夸大或失实，有违新闻业的基本原则，也将压力集中到医师身上。F大夫（DT202102FMY）认为，医疗过程本身存在不确定因素，这是正常现象，然而"现在的自媒体，都是标题（党式）的，什么'医院草菅人命'，什么'大夫罔顾生死'，这些话一说，整个的舆论导向是错误的，所以在中国医生的地位并不高。"B大夫（BJ202106BDF）在一定程度上能够理解自媒体的生存法则，但依然认为"实事求是"是不可损害的底线："大家都要宣传，但是这个东西得掌握一个度，就是说就像警察一样，你不能老说警察就必须去替群众挡刀子。"在健康的舆论环境中，正面与反面、质疑与回应在往复中达到制衡，而在医疗领域，F 大夫（BJ202106FQ）提道："真正为我们医生发声的媒体很少。"其次，媒体对于疾病治疗"猎奇"式报道重塑了患者对于医疗能力的期待，达到不切实际的程度。L 大夫（LZ202102LCJ）曾见过媒体报道"几毛钱把小孩的肠梗阻治好了的这些事情"，在他看来，这原本是一种错误，却没有人关注和考证根本原因，反而认为这种病就是如其所见的那样简单："大家都能看到的点很少……看到表象，就那一刻，他看那一分钟的结果，而不看整体的一个结构。"认为媒体的相关报道已经乱象丛生的医师通常也会认为，应该加强对媒体报道的监管，至少确保报道事件真实性："当舆论没有任何管控的时候，其实它不是伤害某一个医生，是伤害某一个群体"。（LZ202102LCJ）

虽然并不是所有关于医患矛盾的报道都会选择性歪曲事实或者偏见性地指责医师，但一些比较极端的医患矛盾案例通过媒体传播的过程本身具有强烈的示范效应。Z 大夫（BJ202106ZXY）发现，虽然医师实际上遇到极端情况的可能性很小，但一旦发生并得到声张，就会"一个人影响一大片"。Z 大夫举例说，当一个病人投诉医师在手术中剪坏了自己的名牌衣服，要求赔偿并且得偿所愿，那么以后，医师在手术中就又面临一个新的困境："最后我们剪不剪，是不是要签字后才剪？要签字再剪，耽误谁的时间？有监护还可以，（有人）没监护了……他就说在医院丢的，怎么办？那下次怎么办？我要找警察过来，耽误的时间是谁的？"

舆论既可以将医师"捧上神坛"，也可以对医师造成伤害，在变幻莫测的舆情中，寄希望于通过舆论改善医师的社会评价、提高医师的社会地位、缓和医患关系，是不稳定也不可靠的。一个典型的例子是，新冠肺炎疫情期间，各大媒体对于医师正面形象的报道有助于提高社会对于医师职业的认可度（DT202102XZY），促进患者尊重医师、与医师和谐相处（BJ202106NJJ）。然而，上述改善很可能是暂时的，不可能一劳永逸地改善医患关系。Z 大夫（BJ202106ZXY）认为，全民抗疫树立起的良好舆论形象会很快反弹："疫情比较紧张的时候，可能大家对大夫的看法可能稍微好点，一旦你一放松的话，稍微缓解点，对大夫的看法可能又变回去了。"H

大夫（QZ202102HYS）、B 大夫（BJ202106BDF）结合"非典"前后的经验，认为"都是一阵一阵的"，"最终该怎么样就怎么样"，"一年多后就开始重新进入这样一个舆论上非常尖锐的状态"。

制度性保护的欠缺是许多医师缺乏安全感的原因。L 大夫（BJ202106LDF）认为，政策体系的改变才能够从根本上改变医患关系，F 大夫（DT202102FMY）也认为，真正能够改善医患关系的是国家制度，而非"空洞"的"社会评价""声望地位"："（新冠肺炎）疫情的发生，其实对中国医生的地位提升有一点点的好处……但是从待遇上面没有改变。最近几年对医患关系较大的，其实是政府出台的一个政策，医闹要入刑……以前吧，打砸抢闹，现在都不敢了。"在他看来，改善医患关系的关键有时并不在于医师，而在于患者；不在于主动和好，而在于被动规制，"他怕政府去收拾他，他不敢了，其实并不是他自身就不跟大夫闹了"。然而目前，不仅医师诉诸法律途径维护自身权益的成本高昂，而且一些医院对医师的保护也不够到位。N 大夫（BJ202106NJJ）认为，医院部门对医师的保护和支持是医师面临医患纠纷时"有底气"的基础，但在一些医师看来，对于医师所报告的医患矛盾，医院并没有积极处理，而是让医师本人去解决（DT202102FMY）；在医患纠纷发生时，医院息事宁人的态度也会助长"医闹"现象："有时候几万块钱的东西也不算非常多，而且有保险，很多医院会有一个让步的，家属认为说是怎样，他就想当然，原来闹一下就有钱。"（QZ202102HYS）许多医院也没有建立保护医师人身安全的安检制度。L 大夫（LZ202102LCJ）认为，即使其他方面的改变不能够立刻进行，至少应该尽快备置安检设施："火车站有安检，其他地方都有的，这些医院是公共场合，最起码的管制得有吧？"

第三节　解决矛盾

面对时不时发生的医患纠纷，医师们也会从个人的角度出发实行一些"补救"措施。首先，针对沟通不到位、信息不对称导致的误解，医师会积极与患者沟通，并尽量换位思考，从"人之常情"的角度理解患者的怀疑、焦虑、困惑之所在。这一过程难免需要花费更多的时间和精力，需要医师进行额外的"情感劳动"。Y大夫（LZ202102YHT）认为："人的精力是有限的，以前你要发文章、要看文献，有可能家属来打扰，肯定心情也不痛快，有时候难免言语上有问题。"只有正视上述问题的存在，并意识到"医患关系的改善与维系"也是一项值得重视的医疗事业，医院才能够在管理制度体系上给予医师更多的支持和包容。

也有一些医师会选择刻意淡化医患关系对本职工作的影响，规避纠纷，永远以疗效为第一位。他们努力做到面对冲突时，超越一时的情绪；面对舆论时，也不过多地受其影响。例如，L大夫（BJ202106LDF）认为，只要医师承担起应当承担的责任，"那就没有矛盾"；N大夫（BJ202106NJJ）也持类似的观点，认为只要"原则问题不让步，自身问题不逃避"，就"没有那么多痛苦"。不必在意个别偏激的舆论报道，承认"旁观者"和"当事人"看待问题的视角本来就不同（BJ202106BDF），也能够更加从容地面对舆论。

此外，一些医师也认可，医师职业本来就具有大部分职业不具备的"神圣性"和"崇高性"，因此在一定程度上应该承担更多的责任，接受更多的风险。L大夫（BJ202106LDF）特别强调医师的人文关怀，认为医师应该是慈悲的："……它带有一定的神性，所以把好医生称为神医，好护士那叫天使，等于那种神性，所以说这个神性，是超越人性之上的一些东西。"因此，在矛盾发生时，"只要你把病人当成真正病人以后，心里也能接受"。B大夫（BJ202106BDF）则倾向将言谈举止过分偏激的病人看作精神状态不正常的、本身需要帮助的病人，从而融入医师的职业角色，避免让自己陷入情绪化之中或采取同样冲动的行为："你认为他有很多不合理的诉求，他很冲动，你先想想他是不是有问题？……你首先你得知道，他可能也不想这样，但他控制不了自己，他控制不了自己。现在我很坦然。"

医患关系的改善方法固然多种多样，却存在一定的共性。在医师们看来，一位医师，是一个与患者一样有家庭、有爱憎的普通人，是一个掌握了专业知识和技术的职业人，也是肩负传统的人文医学使命的"白衣天使"。

不同的身份暗示着不同的医患关系模式，而正因为在不同的治疗阶段、职业生涯阶段中，或者不同的患者类型、互动场景之中，三种身份特点的影响力处在动态变化之中，其间张力、碰撞也时有显现。

当一位医师试图重归"普通人"的身份以解决医患关系问题，他也许会采取强硬的方式维护自身作为普通人的尊严："我把白大褂一脱，我说我也是社会人，别跟我闹……我说走程序，到法院告我去，我奉陪。"（DT202102FMY）他也许会承认，正如所有人际关系一样，患者对自己的信任并不是无条件的："家庭也好，或者是跟患者之间也好，都需要经营……往往出现问题的时候，就是你把这件事情当成理所应当了。"（BJ202106NJJ）而如果退回纯粹技术性的职业身份，他也许会把工作场景与日常生活严格分开，摒除主观情绪，一切以疗效为中心，坚信病人就是服务对象，医师对待病人的方式也应当恰如其分地符合一套社会期待的行为规范。最后，如果医师将职业的"神性"看得更加重要，则会以"照护"的方式对待患者，有意避免成为"冰冷的手术架、读化验单的机器"（BJ202106LDF），而努力给病人带来温暖；这一过程以难免伴随着情绪的隐忍、额外的情感劳动，甚至一定的自我牺牲。当然，大多数医师对本职业的看法是复杂的，综合了上述不同的特点。在面临医患纠纷爆发的可能性时，不同身份之间的冲突才得以显现。

第九章

报告总结

第一节　工作压力和收入

　　成为医师意味着面对重重的压力：工作、家庭、考评、晋升、社会舆论等。各层面的压力交织成医师的日常状态。受访医师每周工作超过5天，每天出诊近8小时的同时还要兼顾科研，这意味着医师们大多承担着繁重的劳动。在平日工作中，医师形成了"以病人为中心"的时间安排。长时间、高强度的工作之下，"忙"是医师对工作的普遍描述，休息时间压缩、工作时间延长、值班制度特殊成了他们的日常状态。他们牺牲了自身的家庭与生活，放弃了陪伴家人、投入爱好的时间，为更多的病人提供更好的医疗服务。在考核与评价体系中，压力贯穿医师职业生涯的始终。面对业绩、创收、医疗风险等各个层面的考评指标，医师普遍感到较大的压力。不同医院、不同职级的医师也通过不同的行动予以应对。在培养与晋升制度中，医师通过培训和工作不断积累临床经验、提高专业能力、了解相关规范，以应对医学与人文的无限挑战。同时，他们需要在临床之外兼顾科研，通过科研与临床的平衡达成职业的晋升。在社会舆论中，医师感到职业形象被塑造成两个极端，"神圣化"与"污名化"使他们承受了双重的压力。医师希望受到关注的可以不仅是抽象的"医师"身份，他们更真实、更具体的一面也期待得到理解和尊重。种种压力之下，医师的职业认同不断经受着考验。一面是沉重的现实压力，一面是崇高的医学使命，他们在现实与使命的割裂之间、在利益与理想的平衡之间找寻着自己的职业道路。

在此次调研的样本中，医师的月收入集中在 5001～7500 元（占比为 25.81%）。结合医师的工作压力可以看出，第一，负重致远是医师工作的常态。受访医师以更高的学历要求、更高的求学时间成本，以每周工作超过 5 天、每天出诊近 8 小时的同时还要兼顾科研的工作强度，其月收入的中位数也低于全国非私营单位就业人员的月平均工资。第二，收入差距大是医师职业的特点。从数据上看，少部分高收入医师拉高了医师群体的平均收入，使得他们的平均月收入达到了 8000 元，但从中位数看，受访医师的月收入中位数仅有 6000 元左右。高学历、高职称、老资格的医师大多月薪过万，而刚参加工作但往往并不年轻的初级医师们，月收入大都在 5000 元以下。"越老越吃香"当然是医师工作令人羡慕的特点，但如何呵护和关爱年轻医师，尤其是切实提升他们收入，也非常重要。第三，单位是医师收入的决定因素。学历、职称和工龄等人力资本需要通过工作单位，即医院的性质，影响医师收入。不同所有制、不同等级和不同区域的医师收入差距相当显著。高等级、经济发达地区等特征医院的医师平均收入相对更高。在分级诊疗、上下联动等政策不断推进的当下，医院间的合作关系也将越来越紧密。如何平衡不同医院医师的收入，保障医疗卫生事业的分配公平，将是我国医药改革的重要议题。

第二节 微观和宏观工作环境

具体工作环境方面，整体上，我国医疗资源投入在不断增加，但在资源分配上仍然存在较为显著的不平衡。调查中，较大比例的医师认为自己的工作环境中存在医疗资源分配不均衡的现象。这也与患者所感知的"看病难"现象相吻合。在制度的制定过程中，医师们的参与度很有限，个体的声音很难被表达出来；在各类具体的制度上，需要完善的空间也较大：现有的人才培养制度仍需加强落实，医师们普遍希望得到更充分的培训和成长机会；现有的晋升制度表现出了"重科研、重创收、轻医术"的特点，对科研成果的过度看重给医师们增加了（不小的）压力和负担；现有的休假制度则成了医师们"可望而不可即"的奢望，如何平衡医师们的工作和生活、为他们保障足够的休息时间将成为接下来休假制度完善的重点和难点。在工作环境内部的人际关系上，医师们与同事的相处均较为融洽。接近一半的医师对领导工作安排的满意度都较高，认为科室之间也合作密切、机制通畅。但仍有半数以上的医师对工作中的人际关系满意度有待提升。并且，由于问卷调查的局限性，事实上，即使医师对领导的工作安排有质疑、有不满，也可能不敢表达出来。综合来看，医师群体对于当前工作的绩效考核、晋升条件、工作强度等都有较大的诉求。

我国当前的卫生医疗形式呈现多彩纷呈的局面。除了有主流的现代医学外，还离不了传统医学、民间文化以及互联网发展带来的影响。总体来说，我国医师大多从专业训练和科学资质的角度出发，对于传统医学给予较高认可。并且这种认可在年轻一代医师中更加突出。这一方面说明了传统医学的价值正在逐渐被现代医学所认可，同时也说明了年轻医师的文化认同和自信也在逐步提升。另一方面，网络问诊作为一种伴随互联网行业兴起的新工具，医师对其的接受程度较为分化。可见不管是中医的望闻问切，还是西医的仪器检查，都是网络问诊将要经受的考验。诊疗形式的网络化还有待进一步发展。

在医疗市场化方面，虽然市场化在一开始的确帮助我国医疗卫生事业取得了量上的迅速发展，但时至今日，医师群体对市场化的态度则普遍偏向负面。一方面，多数医师都倾向认为市场化不仅没有为其带来更高的收入，也没有提高他们的社会地位，甚至反而使医患关系变得更差。在市场化的马太效应下，资源更多地向大城市、大医院聚集。从而患者也倾向一旦生病就去三甲医院等。使得等级较低医院的医师在个人收入和社会地位上更不认同医疗市场化。另一方面，由于我国的医疗体制又并非完全的市场化，国家从民生的角度出发，在医疗服务收费方面有较为严格的限制。这也造成了大多数医师都认为我国医疗服务收费水平低，不能体现个人价值。结合访谈，医师群体对于医疗市场化的态度并不积极。无论是开放市场化的方面还是没有开放市场化的方面，以往的医疗市场化更多的是医疗器材和药品的市场化，医师都不是受益者，其个人价值没有得到充分的尊重和体现。而这也是当前医疗改革正在致力解决的，药品价格谈判、提高医护人员社会地位和收入等，都是让医疗事业真正回到以人为本。

在科技化方面，不可否认，科技确实提升了医师群体的工作效率和诊疗治疗的效果。大多数医师都对此表示认同。但是结合访谈发现，科技的出现也带给了医师群体参与科研的新任务和与患者逐渐疏远的新趋势。如何在发挥科技给医师群体带来便利的同时消解医师的额外工作压力，不仅从医师个人层面，也从宏观发展方面协调和平衡科学研究与临床实践，既是我国医疗改革所需要面对的重要问题，也是生物医疗科技未来发展所要考虑的重要方面。

第三节　医师与患者的关系

医师对患者的身份通常有着多重认知，包括亲人、朋友、顾客、"衣食父母"、需要帮助的人、需要监护的人、需要公共服务的人等。其中，绝大部分医师都会至少将患者视为需要帮助的人，其次才是服务对象、朋友和亲人，这也意味着医师在面对患者时通常首先体验到普遍人道主义关怀，其次是建立亲密互信的情感关系的需要；以经济利益界定医患关系的医师相对而言非常少。从而，90%左右的医师都表现出了对患者较高的尊重和信任。其中，受教育程度的越高、医院行政等级越高该院医师越重视患者的尊重和信任。过半的医师也都重视患者的感知，并认同对患者换位思考的重要性。尤其个人和工作经验更丰富的医师会更重视换位思考工作。年纪越大和工龄越长的医师，都会相比之下更重视换位思考患者的情况。

这种尊重也体现在了医患沟通的过程中。在医患沟通中，语言沟通能力和诊疗技术同样重要。医师群体实践、总结、磨炼了不少促进沟通的行为经验，同时具有情感关怀和有效性。受到医师群体认可度较高的促进沟通经验有使用礼貌用语、展示互动姿态和使用积极言辞。受教育程度越高、职称越高越认可医师对这些经验的认可程度。可见医患的沟通技巧不仅仅受个人受教育经历的影响，同时也是工作实践的总结。并且大多数医师在诊疗中都会将患者的心理状况、经济情况纳入考虑之中，并时刻非常注重保护患者隐私；相对而言，对患者社会背景和习惯、医保类型的考虑则不如前几项。另外，大多数医师群体也会从实际出发，不会在患者患病可能小的情况下仍让其检查。医师对患者以上方面的考量频率，都和个人工作经历有关，随着医师职称的升高而增长。

通常，医患矛盾在实践中的具体表现形式可以大致分为争吵、投诉、威胁。调查显示，医患之间缺乏沟通导致的相互理解的困难，常常是口头纠纷的导火索；而患者投诉、威胁医师的直接原因一般是对疗效的不满，有时也伴随着非理性的情绪宣泄或沟通不到位导致的误解。大部分医师对于医患关系的现状和前景的评价都比较消极，他们对医患纠纷虽不至于谈之色变，但也深受其苦，容易产生恐惧、焦虑、厌烦、不满等负面情绪。

解决医患纠纷一定程度上考验着医师的心态与技巧。随着从业时间的增长，医师卷入医患纠纷的频率逐渐下降，更倾向冷静思考，明确责任和底线。具体而言，当医患矛盾发生时，医师可能采用多种渠道化解纠纷。其中，向医院寻求制度化解决途径与继续自行沟通处理是两种最为常用的应对措施，而大部分医师并不会选择把问题带到工作环境之外，包括诉诸法律或诉诸私人关系。事实表明，换位思考、将心比心的"沟通"一般是效率最高而成本最低的化解医患矛盾的手段。不过，"沟通"的效果很多时候也比较有限。考虑到医师和患者对疾病本身的认识角度不同、对现代医疗风险性的认知模式不同、对医师应当"为过程负责"还是"为结果负责"的认识也不同，加之不良舆论生态的影响，有时双方出现原则性分歧也在所难免。除了积极沟通之外，医师们也会采取一些个人性的"补救"措施。通过在"普通人""职业者""白衣天使"等不同的自我身份图式中切换、调和，医师们同时在向内和向外探求改善医患关系的途径。

图书在版编目（CIP）数据

中国医师：群体特征与工作状况／闫泽华等著.--
北京：社会科学文献出版社，2023.4（2024.2 重印）
（清华社会调查）
ISBN 978-7-5228-0741-6

Ⅰ.①中… Ⅱ.①闫… Ⅲ.①医师-调查报告-中国
-2021 Ⅳ.①R192.3

中国版本图书馆 CIP 数据核字（2022）第 171703 号

清华社会调查
中国医师：群体特征与工作状况

著　　者／闫泽华　吴英发　王天夫 等

出 版 人／冀祥德
责任编辑／孙　瑜　佟英磊
责任印制／王京美

出　　版／社会科学文献出版社·群学出版分社（010）59367002
　　　　　　地址：北京市北三环中路甲 29 号院华龙大厦　邮编：100029
　　　　　　网址：www.ssap.com.cn
发　　行／社会科学文献出版社（010）59367028
印　　装／唐山玺诚印务有限公司

规　　格／开本：787mm×1092mm　1/16
　　　　　　印　张：17　字　数：257 千字
版　　次／2023 年 4 月第 1 版　2024 年 2 月第 2 次印刷
书　　号／ISBN 978-7-5228-0741-6
定　　价／98.00 元

读者服务电话：4008918866